Prof. Dr. med. Olaf Adam
Dr. Silke Lichtenstein

DIE NEUEN Ernährungsrichtlinien bei Multipler Sklerose

Ein Leitfaden

dmv
Deutscher Medizin Verlag
Münster 2019

Prof. Dr. med. Olaf Adam, Dr. med. Silke Lichtenstein
Die neuen Ernährungsrichtlinien bei Multipler Sklerose
Ein Leitfaden

Redaktion, Wiss. Beratung, Realisation:
LEENERS Gesundheit & Kommunikation GmbH
Dr. Katharina Leeners, Münster

Gestaltung: promedici – Agentur für Gesundheitskommunikation, Münster

Mit freundlicher Unterstützung

Weitere Informationen finden Sie auf der Webseite des DMSG-Bundesverbandes e. V. unter www.dmsg.de.

Bezug:
LEENERS Gesundheit & Kommunikation GmbH, Annette-Allee 33, 48149 Münster
Tel.: 0251 931390-20, E-Mail: info@dmv-direkt.de, www.dmv-direkt.de

dmv Deutscher Medizin Verlag
1. Auflage, Münster (Westfalen): dmv 2019

ISBN 978-3-936525-84-7

Inhalt

Geleitwort

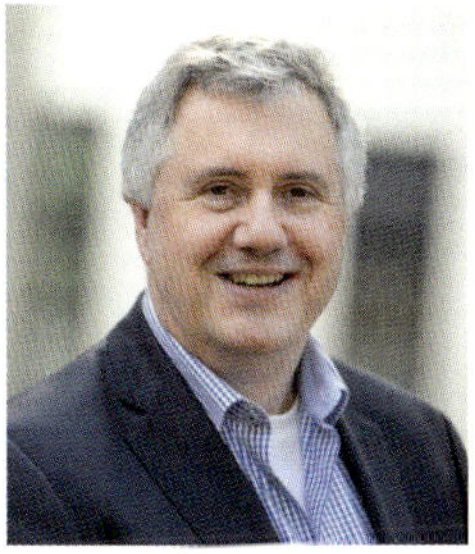

Dr. Dieter Pöhlau
DRK Kamillus Klinik Asbach
Stellvertretender Vorsitzender des DMSG Bundesvverbandes e. V.

Nach vielen Jahren der raschen Aufeinanderfolge von neuen medikamentösen Therapien könnte eine Neuauflage des Klassikers der „Ernährungsrichtlinien bei Multipler Sklerose" beinahe verwundern, wären da nicht die Vielzahl der neueren wissenschaftlichen Daten, die einen direkten Zusammenhang zwischen dem Darm, Nahrungsbestandteilen, dem intestinalen Mikrobiom und dem Immunsystem beweisen.

Kein Zweifel, Ernährung, ihre ausgewogene Zusammensetzung und die richtigen Mengen an fester wie flüssiger Nahrung sorgen für das richtige Funktionieren aller unserer Organe, für intakte Blutgefäße und spielen darüber hinaus für unsere Befindlichkeit, unsere Stimmung und unser körperliches Leistungsvermögen eine große Rolle.

Was und wieviel man von welchen Nahrungsbestandteilen zu sich nimmt, kann entzündungsfördernd oder entzündungshemmend sein, das Immunsystem positiv oder negativ beeinflussen.

Ernährungsfragen spielen im Alltag von MS-Erkrankten und ihren Angehörigen eine große Rolle, denn sie ermöglichen einen selbstwirksamen Umgang mit einer chronischen Erkrankung. Wer sich mit Fragen des „richtigen Essens und Trinkens“ befasst, wird auf eine Vielzahl an seriösen und unseriösen Diäten und Kuren stoßen. Für MS-Erkrankte kann in Abwandlung eines bekannten Sprichwortes aber gelten: guter Rat darf nicht teuer sein, denn eine gesunde und dem MS-Erkrankten zuträgliche Ernährung bedarf kaum besonderer Ausgaben und wenn, z. B. durch den Kauf von Fisch, sind sie an anderer Stelle, z. B. beim Fleischkonsum, leicht wieder einzusparen.

Essen sollte einen Genuss bedeuten, den man ohne Reue vollziehen kann. Wer an Multipler Sklerose erkrankt ist, kann mit einem gut fundierten Wissen über Nahrung und Ernährung einiges für sich und seinen Körper tun, ohne auf genau diesen Genuss verzichten zu müssen.

Das Buch von Olaf Adam und Silke Lichtenstein bietet mit seiner Fülle an gesicherten Informationen und gut strukturierten Hinweisen für die Verwendung im Alltag genau die richtige Mischung, um sich zu informieren und anhand praktischer Tipps auch die eigene Ernährung umzustellen. Wobei letztlich eine „gute Ernährung“ nur dann erfolgreich sein kann, wenn diese dauerhaft beibehalten wird.

Den Autoren sei an dieser Stelle für Ihr kompetente und verständliche Darstellung gedankt und dem Verlag für die Überarbeitung und Neuauflage dieses Klassikers.

Dr. Dieter Pöhlau

Einleitung

Chronische Krankheiten wie die Multiple Sklerose (MS) bedürfen einer oft lebenslangen Therapie. Um Nebenwirkungen von Medikamenten zu vermindern, ist für Betroffene wichtig, alle Möglichkeiten zur Optimierung des Arzneimittelbedarfs wahrzunehmen.

In den letzten Jahren konnten die Abläufe der immunologischen Reaktionen, die bei dieser Erkrankung eine besondere Rolle spielen, weiter aufgeklärt werden. Damit wurden auch geeignete Maßnahmen auf dem Gebiet der Ernährungstherapie identifiziert, die das Krankheitsgeschehen bei MS positiv beeinflussen und damit den Krankheitsverlauf bessern können.

Sicher ist: keine Diät oder Ernährungsform kann die MS heilen. Jedoch hat Ernährung viel Potenzial, die Lebensqualität und den Allgemeinzustand zu verbessern, Einfluss auf den Krankheitsverlauf zu nehmen und sogar präventiv zu wirken (Fitzgerald KC, 2018).

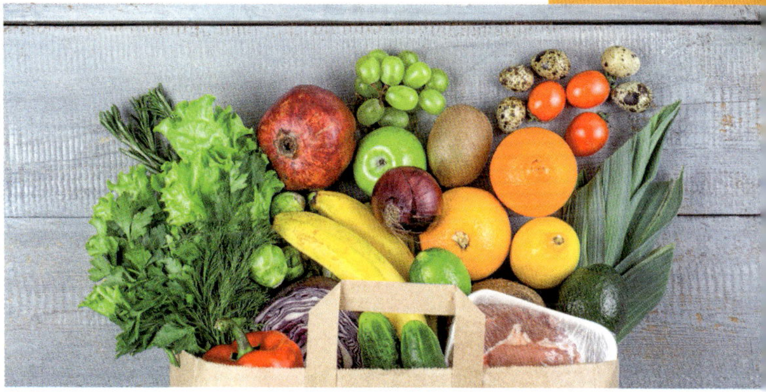

Die Genetik, aber auch andere Lebensstilfaktoren, wie der hohe Fleischkonsum oder der überhöhte Kochsalzkonsum (Wu C, 2016), tragen wahrscheinlich dazu bei, dass sich die Häufigkeit nicht nur der MS, sondern auch vieler anderer Autoimmunerkrankungen in den letzten 50 Jahren epidemieartig vervielfacht hat (Sawcer S, 2011).

Es gibt zahlreiche Studien, die eine gesunde Ernährung und einen vernünftigen Lebensstil mit einer eindeutig positiven Wirkung auf die MS beschreiben (Sumowski JF, 2018). Allerdings gibt es noch keine wissenschaftlich gesicherten Studien dazu.

Hier bleibt nur der Weg über die Erkenntnisse bei anderen entzündlichen Erkrankungen, wie der Rheumatoiden Arthritis, hin zu einer Ernährungstherapie bei MS. Dieser Ansatz wird bestärkt durch das Wissen, dass die MS wegen des sehr ähnlichen Entzündungsgeschehens als „Rheuma des Gehirns" bezeichnet wird und für beide Erkrankungen die gleichen Arzneimittel zum Einsatz kommen (↑ Tabelle 1).

Funktionsstörungen bei MS: Ernährungsberatung und Ernährungstherapie

Bei vielen MS-Betroffenen treten mit der Zeit Probleme beim Essen und Trinken auf. Im schlechtesten Fall entwickeln sich aus anfänglichen Schwierigkeiten manifeste Ernährungsrisiken von gesundheitlicher Be-

Tabelle 1: Vergleich des Krankheitsgeschehens und der Behandlung der Rheumatoiden Arthritis und der MS

	Rheumatoide Arthritis	Multiple Sklerose
Gene	Erbfaktoren HLA-DR Allele, PTPN22	Erbfaktoren DRB1*02
Kofaktoren	Viren? Allergene?	Viren? Allergene?
Entzündung	• Immunzellen greifen Gelenkhaut an • Entzündungszellen gehen in Gelenkhaut • Entzündungszellen werden angelockt • Entzündungsstoffe werden gebildet • Schwellung, Entzündung, Funktionsverlust • Zelluntergang	• Immunzellen greifen Nervenscheide an • Entzündungszellen gehen in Nervenscheide • Entzündungszellen werden angelockt • Entzündungsstoffe werden gebildet • Schwellung, Entzündung, Funktionsverlust • Zelluntergang
Therapie	• Glukokortikoide • Immuntherapeutika • Biologicals	• Glukokortikoide • Immuntherapeutika • Biologicals

deutung, wie Übergewicht bzw. Fehl- oder Mangelernährung.

In Tabelle 2 sind einige der häufigsten Probleme und Risiken rund um die Ernährung bei MS aufgeführt. Viele dieser Symptome sind auf krankheitsbedingte Funktionseinschränkungen (z. B. Bewegungsmangel / Verdauungsstörungen) zurückzuführen oder treten als Nebenwirkung notwendiger Medikamente (z. B. Kortison / Osteoporose) auf. Deshalb sind die Vorbeugung bzw. die Früherkennung von Risiken und gegebenenfalls ein frühes Einschreiten wichtig.

Noch viel zu oft werden Ernährungsrisiken als „gegeben“ hingenommen. Gerade aber im Hinblick auf die körperlichen und see-

Tabelle 2: Häufige Funktionsstörungen und Indikationen für eine Ernährungstherapie

Funktionsstörung, Indikation	Anpassung der Ernährung (Auswahl)
Übergewicht / Mangelernährung	Energiezufuhr, Nährstoffzufuhr anpassen
Fatigue, Erschöpfung, Konzentrationsschwierigkeiten	Beratung, Lebensstil, Hilfe beim Kochen und Einkauf
Epilepsie, Schmerzen, Spastische Paresen,	Krampflösende und schmerzstillende Gewürze und Kräuter, ketogene Kost
Schluckstörungen, Magen- und Darmkrämpfe	Konsistenzveränderte Kostformen, leichte Vollkost, Beratung bezüglich Unverträglichkeiten
Tremor, Gleichgewichtsstörung / Ataxie	Geräte als Küchen- und Kochhilfen, Einkaufsberatung
Darmentleerungsstörungen (Inkontinenz, Obstipation)	Zufuhr fester und löslicher Ballaststoffe, Beeinflussung der Darmkeime (Mikrobiota)
Harnblasenfunktionsstörungen	Beratung bezüglich Getränken, Tee, Kaffee, Trinkgewohnheiten
Vorbeugung des Knochenverlustes (Osteoporose)	Kalzium- / Vitamin-D-Zufuhr, knochenfreundliche Ernährung

lischen Auswirkungen der MS besteht bezüglich aller beeinflussbaren Risiken, wie Probleme mit der Ernährung, größter Handlungsbedarf.

Schon allein unausgewogene Essgewohnheiten und erst recht eine manifeste Fehl- oder Mangelernährung beeinträchtigen den Allgemeinzustand, aber auch Lebensqualität und Wohlbefinden. Beides ist für den langfristigen Krankheitsverlauf gleichermaßen nachteilig. Es gilt daher, frühestmöglich auf geänderte Bedürfnisse hinsichtlich Essen und Trinken zu reagieren.

Nicht selten sind es die kleinen, alltäglichen Dinge, die in der Summe letztlich zur Entstehung einer Fehl- und Mangelernährung führen. Dazu gehören ein veränderter Bedarf an entzündungshemmenden und antioxidativen Nährstoffen, die oft eingeschränkten körperlichen Fähigkeiten, wie auch die Lebensmittelauswahl und deren Zubereitung.

Für den Erfolg einer Ernährungsumstellung ist die dauerhafte Umsetzung entscheidend.

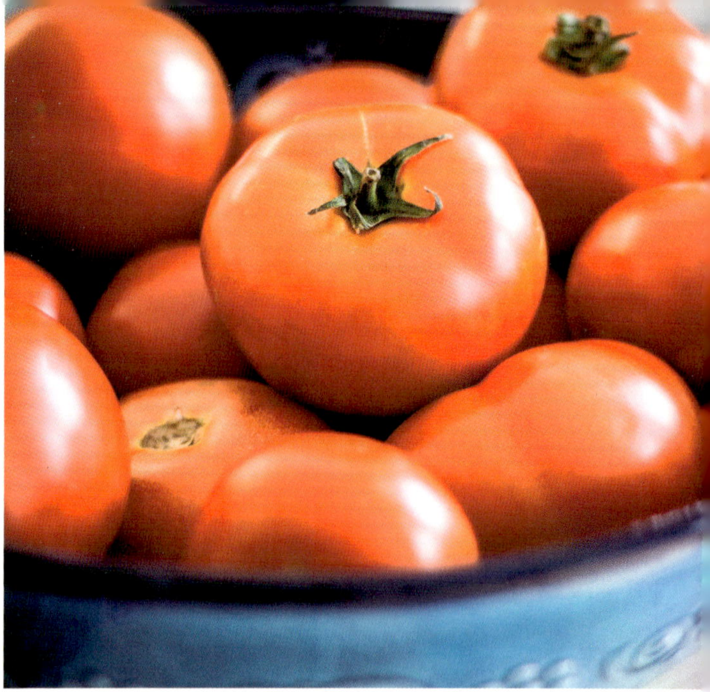

Dies gelingt nur, wenn das Ernährungskonzept die gesundheitlichen Probleme, den Alltag und die persönlichen Bedürfnisse berücksichtigt. Sie werden entsprechend der Ernährungsempfehlungen und Richtlinien in diesem Buch beschrieben.

Weil für die „optimale Ernährung" bei chronischen Erkrankungen mehr als nur Vorgaben und Ratschläge für die Lebensmittelauswahl erforderlich sind, empfiehlt es sich, eine professionelle Begleitung durch eine qualifizierte Ernährungsfachkraft oder einen Ernährungsmediziner in Anspruch zu nehmen – und das nicht erst, wenn ein Problem auftritt, wie z. B. eine Schluckstörung (Dysphagie) oder ein Zeichen für eine Mangelernährung.

Eine Ernährungsberatung unterstützt bereits bei der Vorbeugung oder Stabilisierung des Allgemeinzustandes, von dem die Eigenständigkeit und damit auch die Lebensqualität maßgeblich abhängt. Dabei können scheinbar „einfache" Hilfestellungen schon einiges bewirken.

Tabelle 2 (↑ S. 9) zeigt beispielhaft, in welcher Form diese Themen angemessen angegangen werden können.

Eine professionelle Beratung und Therapie erhalten Sie von zertifizierten Ernährungsfachkräften. Bei der Suche nach einer Hilfe in Ihrer Nähe helfen Ihnen Ihre behandelnden Ärzte, Ihre Krankenkasse oder der Expertenpool des Berufsverbandes Oecotrophologie e. V. oder der Diätassistenten (www.vdd.de).

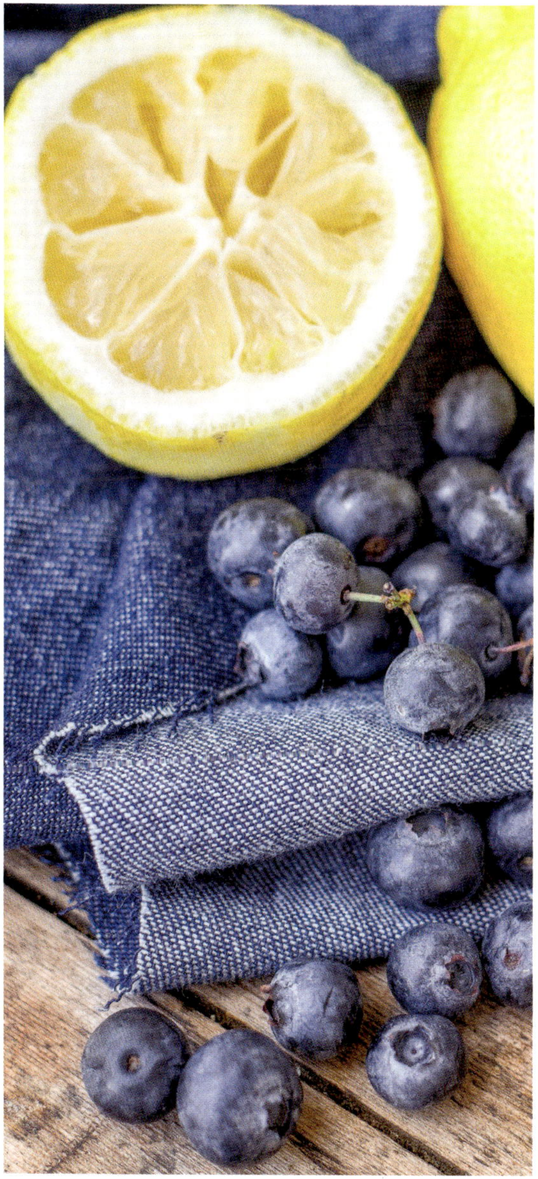

Multiple Sklerose und Ernährung

Beobachtungen von Ärzten und Patienten zeigen den Weg

Bereits vor 50 Jahren wurden erste wissenschaftlich begründete Ernährungsempfehlungen für Patienten mit MS gegeben. Klinische Beobachtungen ließen bereits erkennen, dass es einen Zusammenhang zwischen Ernährung, Lebensstil, Umweltfaktoren und MS gibt.

Vor allem wurde bemerkt, dass dem Fettanteil in der Ernährung große Bedeutung zukommt. Man konnte erkennen, dass in Volksgruppen mit hohem Fischverzehr die MS seltener auftritt. Ebenso zeigte sich, dass eine vegetarisch orientierte Kost scheinbar vor MS schützt.

Die Annahme wurde durch die Beobachtung bestärkt, dass in Kriegszeiten weniger Personen an MS erkrankten und mit steigendem Fettverbrauch wieder mehr Personen betroffen waren.

Die Erkenntnisse der älteren Studien blieben jedoch den biochemischen Beweis des Zusammenhangs schuldig, da der Wissenschaft noch die notwendigen Grundlagen zum Krankheitsgeschehen und die entsprechenden Nachweismethoden fehlten.

Dennoch: Nicht zuletzt durch die Erfahrungsberichte der Betroffenen konnten bereits damals Kriterien für eine sinnvolle Ernährung bei MS festgelegt werden.

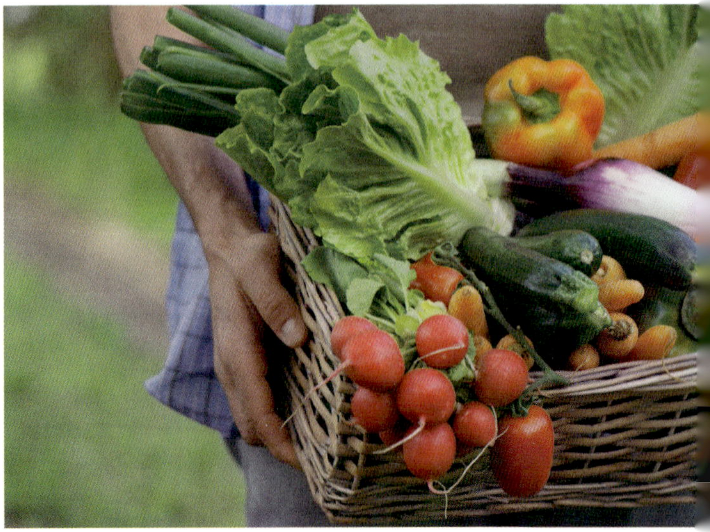

Neue Irrtümer

Die Beobachtungen unterscheiden sich grundlegend von Empfehlungen hipper Trends, die den Einfluss einzelner Nährstoffe auf die biochemischen Abläufe der Entzündung als „Heilmittel" anpreisen, ohne deren Wirkung auf den Krankheitsverlauf getestet zu haben.

Ein Beispiel sind Superfood und Co. oder die falsch verstandene Bedeutung der Linolsäure. In Tabelle 3 (↑ S.14) finden Sie verschiedene Vorschläge für eine MS-Diät und eine kritische Bewertung der empfohlenen Maßnahmen.

Eine in Deutschland weit verbreitete Ernährungsempfehlung stammt von einem Allgemeinarzt (Fratzer et al. 1992). Fratzer empfahl seinen Patienten, pflanzliche Fette zu meiden und ausschließlich tierische Fette zu verwenden. So war Butter erlaubt, aber Distelöl, Sonnenblumenöl und besonders Nachtkerzenöl verboten. Nach Fratzers Hypothese förderten deren Bestandteile

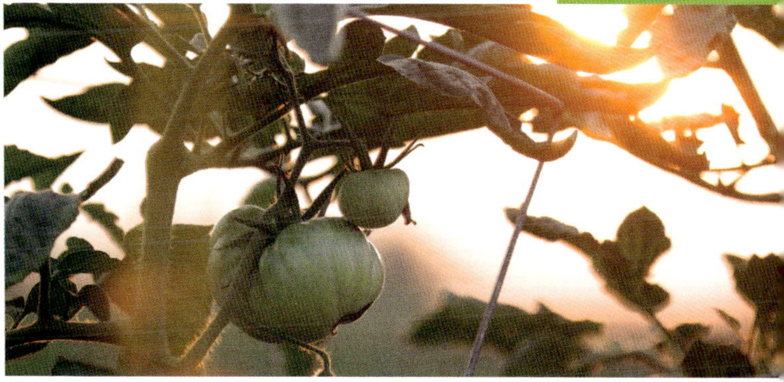

(Fettsäuren) angeblich die Bildung von Entzündungsstoffen. Heute weiß die Medizin es jedoch besser, weshalb diese Empfehlungen längst verworfen wurden (Adam 2010). Die genauen Zusammenhänge werden später ab Seite 23 geschildert.

„Wunderdiäten und andere Heilsversprechen" – So entlarven Sie nicht empfehlenswerte Ernährungskonzepte

Im Internet, Buchhandel oder in anderen öffentlichen Medien finden sich zahlreiche Ernährungstipps oder spezielle Ernährungsformen, die als „Heil- oder Wunder-Diäten" bei MS angepriesen werden. Einige Beispiele sind in Tabelle 4 (↑ S.15) angegeben.

Tabelle 3: Kritische Bewertung der empfohlenen Maßnahmen für eine MS-Diät

Maßnahme	Kritische Bewertung
Weglassen eines Nährstoffs, wie Kohlenhydrate, Gluten oder Milch	Die MS hat mehrere Ursachen. Ein einzelner Nährstoff kann für die MS nicht verantwortlich sein (Adam 2007).
Bakterienfreie Kost	Bakterien spielen für das Auftreten der MS keine Rolle, das können nur Viren.
Methanol-Hypothese	Die Erfinder der Methanol-Hypothese wussten von der An- und Abschaltung der genetischen Information durch Methylgruppen nichts. Leider weiß auch heute die Wissenschaft noch zu wenig darüber und die Vorstellungen der Erfinder der Methanol-Hypothese sind abstrus.
Mega-Vitamin-Therapie	Sogar das als „völlig unschädlich" deklarierte Vitamin E verkürzt in Megadosen ab 400 mg pro Tag das Leben. Auch alle anderen Vitamine haben in Megadosen schädliche Wirkungen.
Superfood und Co.	Das Versprechen, dass ein einzelnes Lebensmittel wirksam bei MS ist, hat keine wissenschaftliche Grundlage.
Diäten mit richtigen Teilaspekten	Diese Diäten berücksichtigen Teilaspekte der Entzündungshemmung. Gefährlich ist bei diesen Diäten die Betonung eines Nährstoffs, wie z. B. Linolsäure oder Vitamin E. Wird ein Nährstoff weit über oder unter den Empfehlungen der Deutschen Gesellschaft für Ernährung e. V. (DGE) empfohlen, so kann dies ein gesundheitliches Risiko darstellen.
Noch zu wenig erforschte Diäten	**Ketogene Diät** Es wird vermutet, dass eine Störung im Zuckerstoffwechsel für die Auslösung der MS verantwortlich ist. Das Gehirn benötigt Zucker als Energiespender. Um das zu bessern, werden sogenannte Ketonkörper (↑Glossar, S. 102) als Ersatz-Energiespender angeboten. Da diese Form der Ernährung ungesund ist, kommt sie kaum für MS-Betroffene in Frage. Medikamente, die diesen Stoffwechsel auslösen, gibt es bisher nur im Tierversuch. (Storoni M, 2015).

Tabelle 4: Einige Beispiele für MS-Diäten

Bei diesen Diäten sind gesundheitliche Risiken nicht ausgeschlossen:

- Bakterienfreie Diät nach Ihmig
- Die Methanol-Hypothese nach Hentzi
- Glutenfreie Diät
- „Immun-Milch“ und „Immun-Colostrum“ nach Aronson et al.
- Kaslow-Programm
- Milchfreie Diät nach Agranoff und Goldberg
- Kohlenhydratfreie Diät nach Lutz und Eckel
- Klennersche Megavitamintherapie

Diese Diäten berücksichtigen richtige Teilaspekte

- Essentielle Fettsäuren in der Ernährung von MS-Patienten nach Millar
- Evers-Diät
- Fettarme Diät nach Swank
- Fratzer Diät

Wunderdiäten

Bei diesen Diäten muss man sich wundern, wie sie wirken sollen. Sie machen Versprechungen, die wissenschaftlich keine Grundlage haben. Manche zeichnen sich nur durch Erfolglosigkeit in der Praxis aus, andere können auch zu gesundheitlichen Schäden führen.

Sind Sie an alternativen Methoden interessiert?

Sollten Sie einmal eine alternative Methode ausprobieren wollen, so sind Sie kein Einzelfall. Etwa 80 % aller Patienten mit chronischen Erkrankungen probieren ein- oder mehrmals „natürliche“, „alternative“, „außerschulische“ Methoden aus, die oft gro-

So können Sie das Risiko minimieren:

Checkliste für alternative Behandlungsmethoden

1. Erkundigen Sie sich zunächst bei einer neutralen Stelle, z. B. Ihrem behandelnden Arzt, der Selbsthilfegruppe oder der Krankenkasse, nach den Erfahrungen mit dieser Methode.
2. Erbitten Sie vom Anbieter der alternativen Methode einen schriftlichen Therapievorschlag mit genauer Bezeichnung der Medikamente und der vorgesehenen Dosierung. Falls der Behandler dazu nicht bereit ist, müssen Sie das Therapieverfahren leider als unseriös ansehen und ablehnen.
3. Lassen Sie sich die genauen Kosten der Behandlung schriftlich geben. Die Kosten für alternative Behandlungen werden nicht oder erst nach längeren juristischen Auseinandersetzungen von den Krankenkassen übernommen. Krankenkassen haben meist Informationen über alternative Methoden und können Ihnen auch die Chancen für eine Kostenübernahme sagen.
4. Sollten Sie sich für die alternative Behandlung entscheiden, so teilen Sie dies Ihrem Hausarzt mit. Er wird Ihnen nicht böse sein, auch wenn Sie seinen Rat nicht befolgt haben. Bitten Sie ihn, Sie vor und nach der alternativen Behandlung gründlich zu untersuchen. Damit kann er objektiv den Behandlungserfolg beurteilen.
5. Falls während der alternativen Behandlung eine Verschlechterung Ihres Gesundheitszustandes eintritt, informieren Sie unverzüglich Ihren Hausarzt. (↑ Punkt 7).
6. Teilen Sie dem Anbieter der alternativen Methode mit, dass Sie die unter Punkt 4 und 5 genannten Vorkehrungen getroffen haben. Falls der Behandler unter diesen Voraussetzungen nicht bereit ist die Therapie durchzuführen, lehnen Sie besser die Behandlung ab.
7. Beachten Sie diese Vorsichtsmaßnahmen auch, wenn Sie auf eigene Faust ein Medikament oder ein Supplement (Nahrungsergänzungsmittel) ausprobieren wollen. Gerade Nahrungsergänzungsmittel oder andere „natürliche“ Heilmittel können gefährliche Wechselwirkungen mit üblichen Medikamenten haben.

ße Versprechungen machen, aber nur dem Gelderwerb des Anbieters dienen. Wie kann man dabei das Risiko einer ungesunden Ernährung vermindern? Ein Risiko besteht nicht nur für Ihren Geldbeutel. Oft werden durch den Einsatz dieser Diäten wirksame und erforderliche medikamentöse Therapien unterbrochen oder es treten unvorhergesehene Nebenwirkungen auf.

Unverträglichkeiten und Multiple Sklerose: „Frei von" nur bei Diagnose

Die MS ist eine sehr unterschiedlich verlaufende Erkrankung. Oft suchen Betroffene auf eigene Faust nach Ursachen für eine Verschlechterung ihres Befindens. Nicht selten werden Nahrungsmittel dafür verantwortlich gemacht.

In Einzelfällen gibt es verschiedene Nahrungsmittelunverträglichkeiten (z. B. gegen Gliadine des Glutens, Fruchtzucker, Schweinefleisch usw.). Sie haben aber nicht immer Auswirkungen auf den Verlauf der Krankheit.

Wird eine Unverträglichkeit oder Allergie gegen ein Nahrungsmittel vermutet, so ist immer eine genaue fachmännische Untersuchung und Abklärung durch eine Ernährungsfachkraft oder einen Arzt erforderlich.

Dabei wird zunächst ein Ernährungs- und Beschwerdenprotokoll erstellt. Wenn sich dabei die Hinweise erhärten, wird ein kontrollierter Auslassversuch über mehrere Monate gemacht. Die Beschwerden werden weiter genau protokolliert, wie auch die zu diesem Zeitpunkt verzehrten Lebensmittel.

Um den Zusammenhang eindeutig zu sichern, sollte der Nährstoff danach wieder kontrolliert eingesetzt werden. Nur so kann man vermeiden, dass Lebensmittel ungerechtfertigt ausgeschlossen werden. Nicht selten resultiert aus dem leichtfertigen Ausschluss von Milch, Weizen & Co. eine Fehl- oder Mangelernährung, was wiederum Wohlbefinden und Krankheitsgeschehen negativ beeinflusst.

Übergewicht – Adipositas

Mit der Entdeckung der hormonellen Aktivität des Fettes im Bauch wurde ein neues Kapitel der MS-Forschung aufgeschlagen. Zwar war schon länger bekannt, dass übergewichtige Kinder häufiger an MS erkranken als schlanke. Der Grund war aber unbekannt.

Die Forschung der letzten Jahre hat gezeigt, dass Bauch nicht gleich Bauch ist. Männer schieben oft „eine Kugel vor sich her", während Frauen mehr vom „Hüftgold" geplagt werden. Die unterschiedliche Körperform hat man scherzweise als Apfelform für den Mann und als Birnenform für die Frau bezeichnet.

Diesem Scherz liegt aber leider eine Tatsache zugrunde: Männer haben das Fett mehr im Bauch, während Frauen das Fett unter der Haut um die Hüften haben. Während das Fett unter der Haut nur ein harmloser Speicher ist, provoziert das Fett im Bauch entzündungsfördernde Hormone.

Für die MS sind davon die Adipokine (↑ Glossar, S. 102) von besonderer Bedeutung. Das sind Stoffe, die sowohl entzündungshemmende wie auch entzündungsfördernde Wirkungen haben. Bei Hunger nehmen entzündungshemmende Adipokine zu und entzündungsfördernde ab, bei Gewichtszunahme ist es umgekehrt (Guerrero-García, 2016).

Für den MS-Betroffenen ist es daher von Vorteil, auf das Gewicht zu achten.

Wirksame Diäten sind die Low Carb- und die Low Fat-Diäten (↑ Glossar, S. 101). Beide Diäten sind jedoch unausgewogen und haben Nachteile. Bei den Low Carb-Diäten ist es die unzureichend kontrollierte Insulinresistenz, bei den Low Fat-Diäten können die fettlöslichen Vitamine ins Defizit kommen.

Wir verwenden deshalb zur Gewichtsregulation die Kombination von Low Carb- und Low Fat-Diät. So werden die Defizite der beiden unausgewogenen Abnehmdiäten ausgeglichen und es resultiert eine Kost, entsprechend den Empfehlungen der DGE (www.kfzdiaet.de).

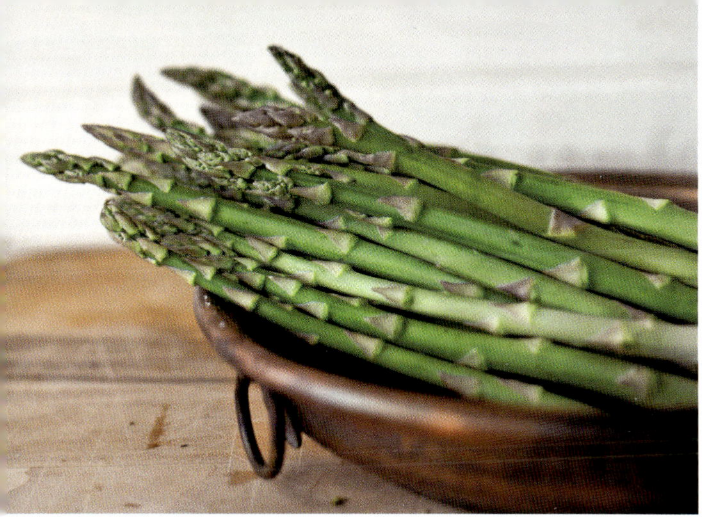

Eine gesunde Kost ist die Grundlage

Insbesondere im Falle chronischer Erkrankungen gilt es, möglichst vielseitig und genussvoll zu essen. Eine ausgewogene Ernährung ist die Grundlage für Wohlbefinden und eine gute Grundkonstitution.

Die wichtigsten Kriterien einer ausgewogenen Kost sind Genuss, Vielseitigkeit und Vollwertigkeit. Das gelingt ohne Verzicht mithilfe der „10 Regeln für eine vollwertige Ernährung" der Deutschen Gesellschaft für Ernährung (Quelle: Deutsche Gesellschaft für Ernährung e.V., 2017).

Die auf diesen Regeln aufbauenden ausführlichen Ratschläge für die Ernährung bei Multipler Sklerose finden Sie im Anhang und unter www.dge.de.

Kann man sich auf die Empfehlungen der DGE verlassen?

Oft werden besonders von Befürwortern alternativer Kostformen die Regeln der DGE infrage gestellt. Viele MS-Betroffene waren verunsichert, wenn es über das Cholesterin

Vollwertig essen und trinken nach den 10 Regeln der DGE

1. Lebensmittelvielfalt genießen
2. reichlich Getreideprodukte sowie Kartoffeln
3. Gemüse und Obst – nimm 5 am Tag
4. Milch und Milchprodukte täglich,
   Fisch ein- bis zweimal in der Woche,
   Fleisch, Wurstwaren sowie Eier in Maßen
5. wenig Fett und fettreiche Lebensmittel
6. Zucker und Salz in Maßen
7. reichlich Flüssigkeit
8. schonend zubereiten
9. sich Zeit nehmen und genießen
10. auf das Gewicht achten und in Bewegung bleiben

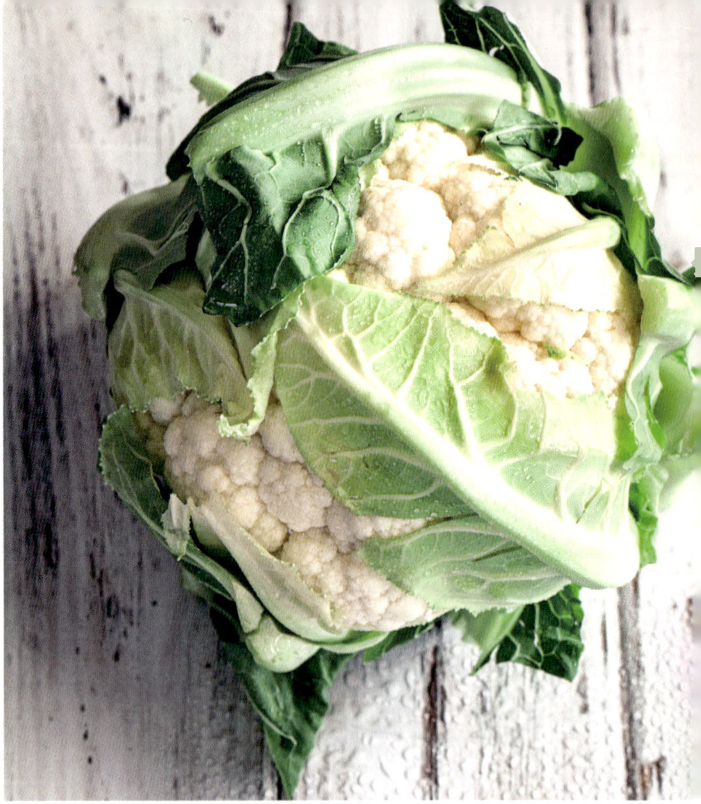

oder die mehrfach ungesättigten Fettsäuren in der Nahrung Warnungen oder Entwarnungen in den Medien gab.

Hier sollten Sie immer zwei Gesichtspunkte im Auge behalten:

1 Die Empfehlungen der DGE wurden von Experten aufgrund der neuesten wissenschaftlichen Datenlage und ihrer langjährigen Erfahrung erarbeitet. Allerdings wurden sie für Gesunde konzipiert, die keine krankheitsbedingten Besonderheiten berücksichtigen müssen.

Im Falle krankheitsbedingt angepasster Ernährungsformen dient die Ernährung nach den Empfehlungen der DGE dennoch als Grundlage, von der nur soweit wie nötig abgewichen wird.

Denn: Die DGE-Empfehlung gibt Grundsätze einer vollwertigen, präventiv ausgerichteten Dauerernährung mit doppelter Zielsetzung wieder: Sie minimiert einerseits ernährungsbedingte Risiken und ist andererseits der Gesundheitsförderung dienlich. Beides hat auch für die Ernährung chronisch Erkrankter eine hohe Bedeutung.

2 In aller Regel basieren die davon abweichenden Ratschläge alternativer Methoden nicht auf einer so breiten Datenbasis. Meist ist es die Ansicht und Überzeugung eines „Erfinders", der aufgrund seiner Erfahrung, seiner Überlegungen oder seiner Überzeugung Empfehlungen gibt. Deren Bedeutung für die Gesundheit muss man als fraglich betrachten. Verlässliche Aussagen auf dieser Basis sind nicht möglich.

Entzündungsprozesse bei Multipler Sklerose

Die MS ist eine Krankheit, bei der die Immunabwehr fehlgeleitet wird. Die Immunabwehr ist überaktiv und durch ein bisher unbekanntes Agens (ein Virus?) in dauernder Alarmbereitschaft. Das Immunsystem vermutet das Agens im Gehirn. Deshalb dringen die Zellen des Immunsystems vom Blut in das Gehirn ein – ein Prozess, der bei Gesunden nie vorkommt (↑ Abb. 1).

Im Gehirn versuchen die Immunzellen das in der Isolierschicht (Myelinscheide) der Nervenzelle vermutete Agens zu töten und aufzulösen, da es anders aus dem geschlossenen System des Gehirns nicht entfernt werden kann. Dazu sondern die Immunzellen ein ganzes Arsenal von Entzündungsstoffen ab.

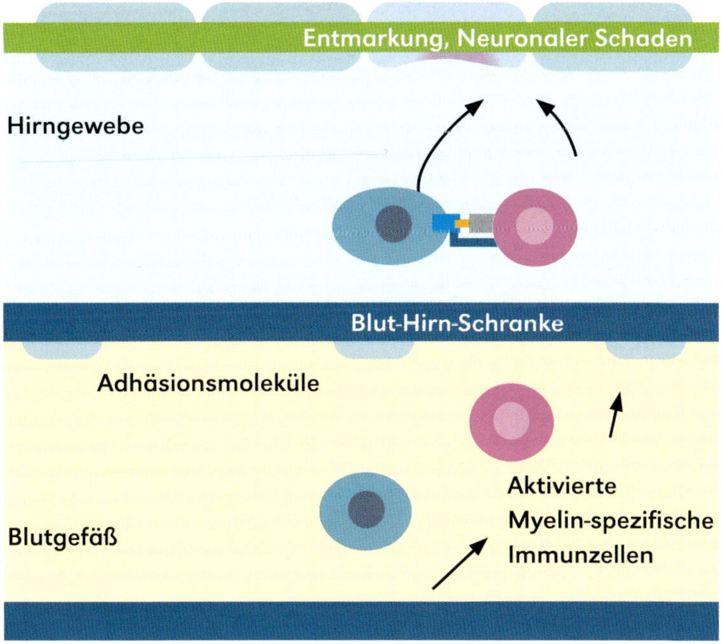

Abbildung 1: Entzündungsprozess bei Multipler Sklerose. Ein bisher unbekanntes Agens, z. B. ein Virus aktiviert Myelin-spezifische Immunzellen. Hierdurch wird die Barriere zwischen Blut und Gehirn (Blut-Hirn-Schranke) für Zellen des Immunsystems durchlässig. Sie wandern vom Blut in das Gehirn ein, um das auslösende Agens zu entfernen. Dazu bilden sie Entzündungsstoffe, welche die Isolierschicht der Nervenzelle zerstören. So büßen die Nervenzellen ihre Funktion ein .

Statt aber das vermutete Agens zu töten und aufzulösen, werden die Myelinscheiden angegriffen und zerstört (Demyelinisierung) (Alter et al. 1974). Das beeinträchtigt die Nervenleitfähigkeit und verursacht u. a. MS-Symptome wie Sehstörungen, Blasen- und Darmentleerungsstörungen oder Lähmungen.

Die MS wird zu den Autoimmunkrankheiten gezählt. Dabei greift das Immunsystem den eigenen Körper an [abgeleitet von (griechisch) auto = selbst, immunis = ganz, unberührt]. Die eigentliche Ursache dieser selbstzerstörerischen Fehlsteuerung des Immunsystems ist bisher unbekannt. Erbanlagen spielen eine Rolle, doch kommen auch andere Faktoren hinzu. Epidemiologische Daten deuten darauf hin, dass Ernährung und weitere Umweltfaktoren einen mindestens gleich großen Einfluss haben.

Die biochemischen Abläufe der Entzündung bei MS konnten während der letzten Jahre weitgehend aufgeklärt werden. Damit haben sich auch neue Behandlungsmöglichkeiten durch die Ernährung ergeben.

Immunzellen, wie T-Lymphozyten, werden beim Ausbruch der MS aktiviert und setzen Botenstoffe frei, die das Entzündungsgeschehen einleiten und verstärken.

Die Entzündungsbotenstoffe bestehen aus einer einzigen mehrfach ungesättigten Fettsäure, der Arachidonsäure. Chemisch wird diese auch Eicosatetraensäure genannt, entsprechend nennt man die Entzündungsstoffe Eicosanoide.

Aus zwei Gründen sind die Eicosanoide besonders wichtig: Einerseits bestimmen Eicosanoide und weitere Botenstoffe den Ablauf des Entzündungsgeschehens, zum anderen sind sie über die Ernährung stark beeinflussbar.

Die bei MS und anderen chronischen Entzündungen krankhaft gesteigerte Bildung der Eicosanoide kann daher mit einer Ernährungsumstellung begrenzt werden.

Fette – die Pfeiler der Ernährungstherapie bei MS

Fette sind Ihnen wohlbekannt. Butter, Margarine, der weiße Rand am Schinken, Sonnenblumenöl, Olivenöl oder ein anderes Öl steht in Ihrer Speisekammer. Aber wussten Sie, dass alle diese Fette und Öle gleich gebaut sind?

Fette bestehen vor allem aus Fettsäuren, die mit einem Molekül Glycerin verbunden sind (↑ Abb.2). Diese können gesättigt oder ungesättigt sein. Ungesättigt bedeutet, dass die einfache Kohlenstoffkette der gesättigten Fettsäuren durch eine doppelte Bindung zwischen zwei Kohlenstoffatomen unterbrochen ist.

Diese „Doppelbindung“ ist so bedeutsam, weil sie die Kohlenstoffkette an dieser Stelle unbeweglich macht und der Fettsäure die charakteristische Gestalt und Funktion gibt. Hat die Fettsäure eine Doppelbindung gilt sie als „einfach ungesättigt“. Wenn mehr

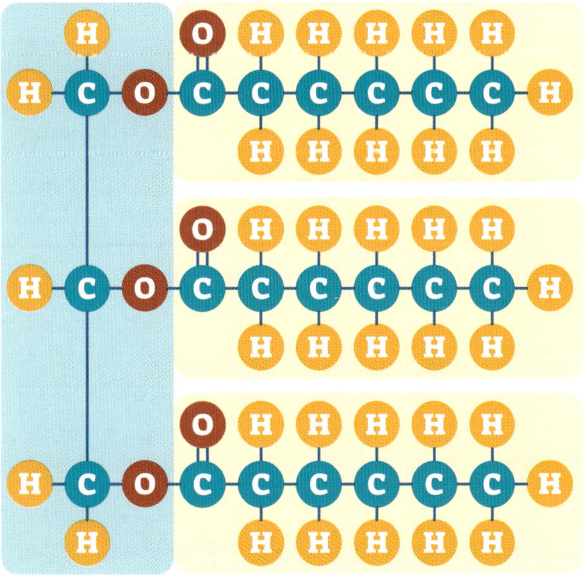

Abbildung 2: Triglycerid. Triglyceride sind die Bausteine aller Fette. Sie bestehen aus drei (griechisch: „Tri-“) Fettsäuren, die mit einem Molekül Glycerin (-glycerid) verbunden sind. Die Art der Fettsäuren bestimmt den Wert und den Charakter des Fettes/des Öls. Je mehr gesättigte Fettsäuren am Glycerin hängen, desto fester ist das Fett (z. B. Palmin oder Speck). Öle enthalten weniger gesättigte und dafür mehr ungesättigte Fettsäuren.

als zwei Doppelbindungen vorhanden sind, spricht man von einer mehrfach ungesättigten Fettsäure.

Vier Fettsäuren haben eine Schlüsselfunktion im Körper: Linolsäure, α-Linolensäure sowie Arachidonsäure und Eicosapentaensäure (EPA). Es sind die wichtigsten mehrfach ungesättigten Fettsäuren.

Die in Pflanzen gebildeten Linolsäure und α-Linolensäure sind für den Menschen lebensnotwendig. Man nennt sie essentielle Fettsäuren. Sie können nicht vom Körper produziert werden, sondern müssen mit der Nahrung aufgenommen werden (↑ Abb. 3, S. 25).

Aus den in Pflanzenölen befindlichen essentiellen Fettsäuren können alle Menschen hochwirksame Folgeprodukte herstellen: Arachidonsäure und Eicosapentaensäure (↑ Abb. 4, S. 25).

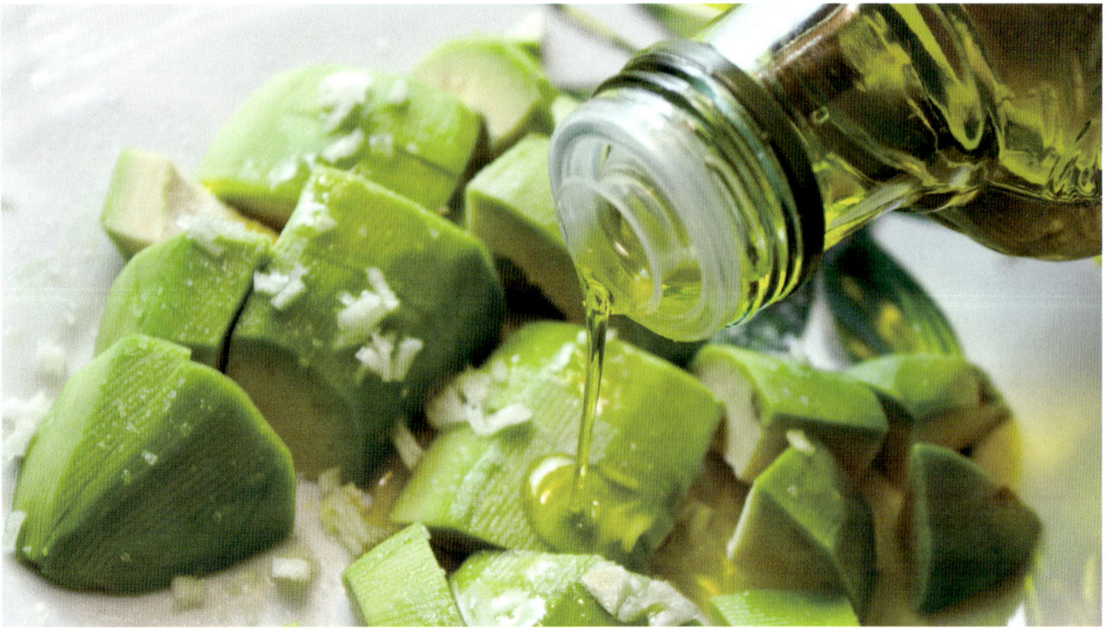

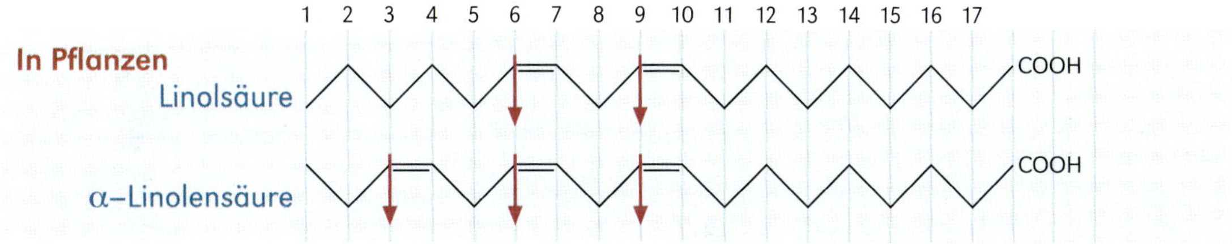

Abbildung 3: Die Abbildung zeigt die pflanzlichen Fettsäuren Linolsäure und α-Linolensäure. Pflanzen haben die Fähigkeit, Doppelbindungen an der 3. oder 6. Position der Kohlenstoffkette einzufügen. Ist die erste Doppelbindung an der Position 6 so entsteht die Linolsäure (Omega-6). Befindet sich die erste Doppelbindung am dritten Kohlenstoffatom, so entsteht die α-Linolensäure (Omega-3). Beide Fettsäuren sind für den Menschen lebensnotwendig (essentiell) und Ausgangssubstanzen für Arachidonsäure und Eicosapentaensäure.

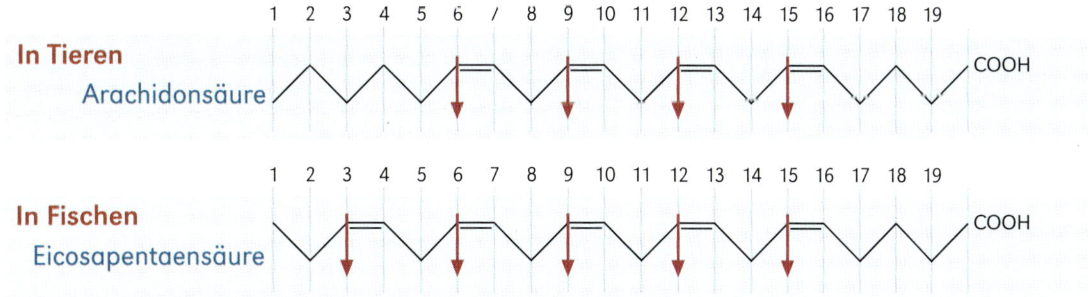

Abbildung 4: Die Abbildung zeigt die tierischen Fettsäuren Arachidonsäure und Eicosapentaensäure. Die mehrfach ungesättigte Arachidonsäure hat am 6. 9. 12. und 15. Kohlenstoffatom eine Doppelbindung (Omega-6). Eicosapentaensäure hat zusätzlich am 3. Kohlenstoffatom eine Doppelbindung (Omega-3). Beide Fettsäuren sind für den Menschen lebensnotwendig (essentiell).

Arachidonsäure und EPA– wie sie gebildet werden

Der menschliche Organismus bildet aus Linolsäure die entzündungsfördernde Arachidonsäure. Im Körper haben wir etwa ein Kilogramm Linolsäure gespeichert. Es wäre fatal, wenn aus den ca. 10 Gramm Linolsäure, die wir täglich zu uns nehmen, unbegrenzt Arachidonsäure entstehen würde. Denn von dieser brauchen wir täglich nur einige tausendstel Gramm. Deshalb ist die Umwandlung der Linolsäure in Arachidonsäure nur sehr begrenzt. Die Natur hat hier einen sehr wirksamen Riegel vorgeschoben.

Der stärkste Hemmstoff ist die Arachidonsäure selbst. Wenn in Ihrer Kost nur die für die antientzündliche Ernährung empfohlenen Mengen an Arachidonsäure enthalten sind, so stellt der Körper die eigene Bildung der Arachidonsäure ein. Etwas schwächer

Abbildung 5: Die Umwandlung der Linolsäure in die entzündungsfördernde Arachidonsäure ist ein sehr wichtiger Prozess, der durch das Enzym Delta-6-Desaturase eingeleitet und kontrolliert wird. Diese so genannte Arachidonsäurekaskade besteht aus einer Kettenverlängerung (Elongase) und einer weiteren Entsättigung (Delta-5-Desaturase). Die Umwandlung von α-Linolensäure erfolgt über den gleichen Mechanismus. Damit konkurrieren Linolsäure und α-Linolensäure um die gleichen Enzyme.

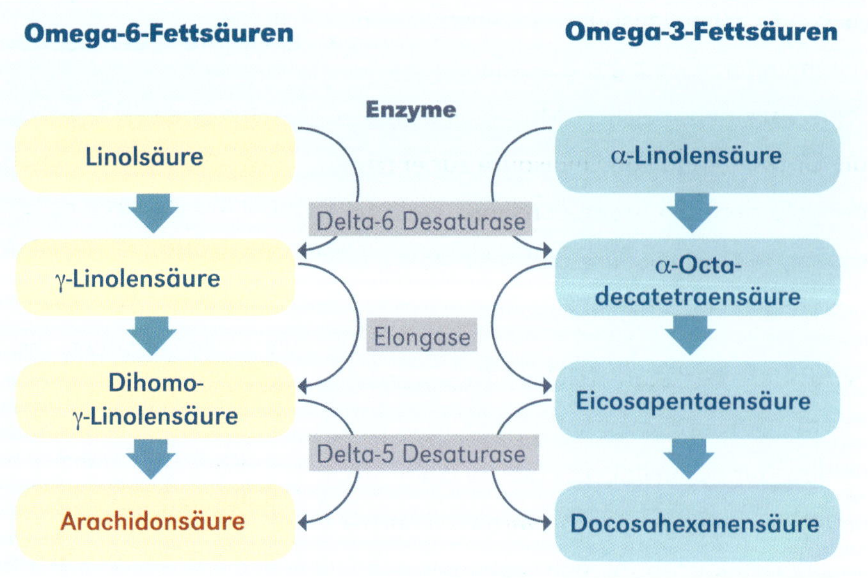

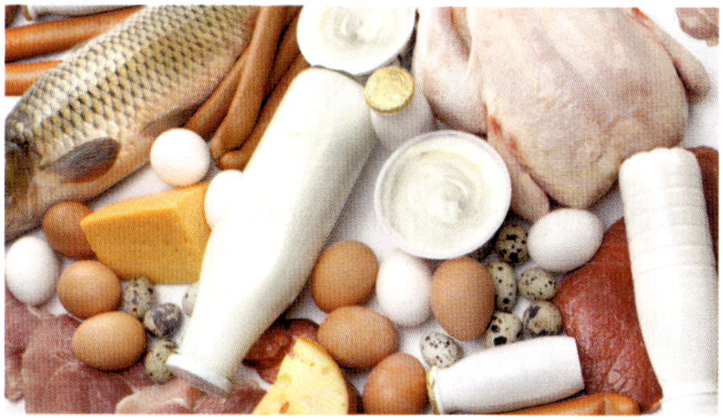

hemmend auf die körpereigene Bildung der Arachidonsäure wirken alle anderen mehrfach ungesättigten Fettsäuren.

Die Abbildung 5 (↑ S. 26) zeigt, wie diese Hemmung vor sich geht. Denn die Umwandlung von α-Linolensäure zur entzündungshemmenden Eicosapentaensäure (EPA) erfolgt über den gleichen Mechanismus, wie die Umwandlung von Linolsäure zur entzündungsfördernden Arachidonsäure. Dadurch konkurrieren Linolsäure und α-Linolensäure um die gleichen Enzyme.

Wird der Wirkstoff (Delta-6-Desaturase), der die Umwandlung der Linolsäure in Arachidonsäure einleitet, für die Reaktion der α-Linolensäure verbraucht, wird vom Körper keine Arachidonsäure mehr gebildet.

Arachidonsäure – ein Entzündungsbotenstoff

Arachidonsäure ist die zentrale Vorstufe für die Bildung von Entzündungsbotenstoffen (sog. Prostaglandinen und Leukotrienen). Je mehr Arachidonsäure vorhanden ist, desto mehr Entzündungsstoffe werden gebildet.

Beim Verzehr tierischer Produkte nimmt der Körper die darin enthaltene Arachidonsäure begierig auf. Die Natur hat sogar einen extra Stoffwechselweg für die Arachidonsäure eingerichtet, sodass über 90 % der Arachidonsäure in der Nahrung gespeichert wird.

Weniger als 10 % der Arachidonsäure in der Nahrung dient der Energiegewinnung, während alle anderen Fettsäuren zum allergrößten Teil zur Energiegewinnung verbrannt werden. Der Körper speichert diese für ihn wertvolle Fettsäure, um sie nicht selbst herstellen zu müssen.

Leider sind unsere Speicher mit Arachidonsäure übervoll. Wir haben etwa 30 Gramm Arachidonsäure im Körper.

Völker, bei denen die MS selten ist und auch unsere anderen Zivilisationskrankheiten seltener vorkommen, haben nur etwa 3 Gramm Arachidonsäure im Körper.

Wenn zuviel tierische Produkte (u.a. Fleisch, Wurst, Eier, Käse) gegessen werden, sammelt sich die Arachidonsäure im Körper an. Entzündungen werden dadurch gefördert und verlaufen außerdem heftiger. Da die Umwandlung von Linolsäure zu Arachidonsäure nur begrenzt ist, spielt Linolsäure für den Entzündungsprozess keine wesentliche Rolle (↑ S. 26).

Untersuchungen haben gezeigt, dass im Überfluss genossene Nahrungsmittel tierischer Herkunft nicht nur das Auftreten der MS erhöhen, sondern auch den Entzündungsprozess bei MS verstärken.

Hiermit stimmt auch die Beobachtung überein, dass in den fleischliebenden Industrienationen die MS weitaus häufiger ist, als in den mediterranen Ländern, die Fisch, Olivenöl, Gemüse und Früchte bevorzugen (Labuschagne IL, 2018).

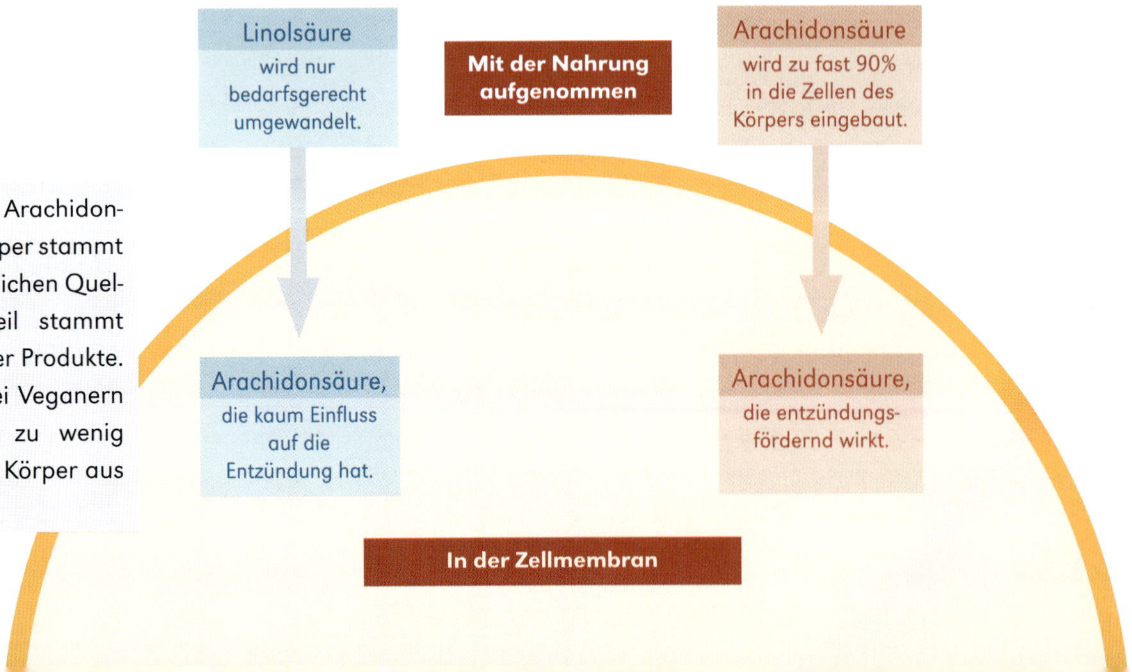

Abbildung 6: Die Arachidonsäure in unserem Körper stammt aus zwei unterschiedlichen Quellen. Der Löwenanteil stammt vom Verzehr tierischer Produkte. Sollte einmal z. B. bei Veganern die Arachidonsäure zu wenig werden, stellt sie der Körper aus Linolsäure her.

Milch und Milchprodukte liefern wichtige Nährstoffe

Trotz des Arachidonsäure-Gehalts in Milchprodukten und Käse, wirkt sich ein maßvoller Genuss dieser Produkte mit moderatem Fettgehalt dennoch positiv aus, wenn sie statt Fleisch oder Wurst auf den Tisch kommen. Insbesondere bei einer pflanzenbasierten Kost mit geringem Fleischverzehr stellen sie eine wertvolle Eiweißquelle dar. Als universell einsetzbare Zutaten ergänzen Quark, Joghurt oder Frischkäse das pflanzliche Eiweiß aus Kartoffeln, Getreide und Hülsenfrüchten ideal – egal, ob süß oder salzig zubereitet.

Darüber hinaus machen der vergleichslos hohe Gehalt an Kalzium, zusammen mit kleineren Mengen Vitamin D, Milchprodukte und Käse gerade im Hinblick auf das Osteoporoserisiko besonders wertvoll. Im Vergleich zu Fisch ist der Vitamin D-Gehalt zwar recht niedrig, dennoch tragen Milchprodukte und Käse nicht nur bei Fischmuffeln zur Vitamin D-Zufuhr und damit zum Einbau von Kalzium in die Knochensubstanz bei. In einigen wissenschaftsfernen Kreisen wird der Verzehr von Milch und Milchprodukten verteufelt. Auch die unwürdigen Haltungsmethoden der industriellen Milchproduktion sind für viele Menschen ein Grund zum vollständigen Verzicht. Sämtliche Behauptungen, wie Milch verursache Diabetes oder Krebs, sind allesamt wissenschaftlich nicht haltbar.

Weidehaltung sorgt für wichtige Fettsäuren

Nicht nur wem das Tierwohl am Herzen liegt sollte beim Einkauf auf Weidehaltung der Tiere achten. Stalltiere werden oft mit Maissilage gefüttert, die keine α-Linolensäure enthält. Die findet sich im grünen Gras und die „Heumilch“ oder „Milch aus Weidetierhaltung“ hat erhebliche Mengen dieser günstigen Fettsäure zu bieten. Der Begriff „Bio“ signalisiert nur, dass die Kühe Futter aus biologischem Anbau erhalten haben. Ein Gehalt an α-Linolensäure ist damit nicht gewährleistet. Das gilt übrigens genauso für Fleisch. Weidetiere haben die dreifache Menge an α-Linolensäure und die doppelte Menge an EPA im Vergleich zu Stalltieren (Garcia PT, 2008) im Fleisch.

γ-Linolensäure

γ-Linolensäure (↑ Abb. 5, S. 26) ist zwar eine Omega-6-Fettsäure und Vorläufer der Arachidonsäure, jedoch wird sie nur bei Bedarf zu Arachidonsäure umgewandelt.

Allerdings funktioniert die Verlängerung der Kohlenstoffkette von γ-Linolensäure auf 20 (Eicosa) Kohlenstoffe. So entsteht eine weiter „Eicosa"-Fettsäure, die Dihomo-γ-Linolensäure (DH-GLA), aus der entzündungshemmende Eicosanoide gebildet werden.

Die Wirkung der DH-GLA bei MS wurde bisher nicht untersucht. Deshalb gibt es auch keine verlässlichen Empfehlungen für die wünschenswerte Menge in der Kost.

Studien an Patienten mit Rheumatoider Arthritis haben eine Entzündungshemmung bei einer Dosis von 2 Gramm γ-Linolensäure pro Tag gefunden. Diese Menge kann nur durch die Einnahme von Kapseln, die im Handel erhältlich sind, erreicht werden. Wegen der beschriebenen Unsicherheiten, können wir diese Supplemente aber nicht generell empfehlen.

Im Rahmen der antientzündlichen Kost kann die Verwendung von Ölen mit γ-Linolensäure Verwendung finden. Bestimmte Öle, wie z. B. Hanföl, Nachtkerzenöl, das Kernöl der schwarzen Johannisbeere oder Borretschöl, enthalten große Mengen an γ-Linolensäure. γ-Linolensäure ist aber sehr oxidationsempfindlich und die Öle sind teuer. Deshalb sind sie auch als Haushaltsöl zum Backen und Braten ungeeignet. Man verwendet sie am besten zum Anrichten und Verfeinern von kalten Gerichten.

Als Ergänzung zur antientzündlichen Kost ist γ-linolensäurehaltiges Öl sicher gut geeignet.

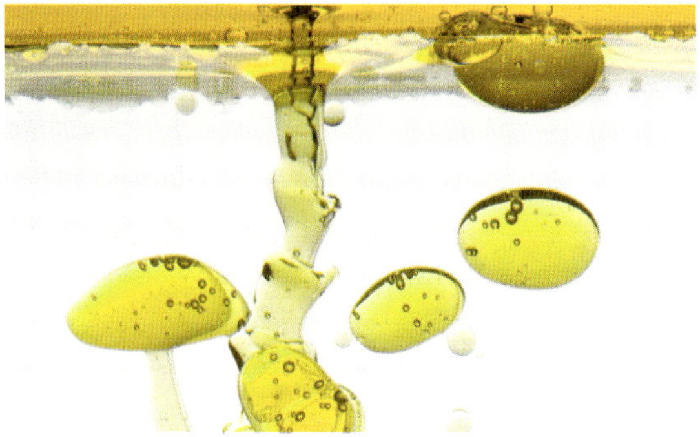

Eicosapentaensäure – Gegenspieler der Arachidonsäure

Für Forscher interessant und anfangs unerklärlich war die Tatsache, dass Grönland-Eskimos kaum Krankheiten hatten, bei denen Entzündungsstoffe (Eicosanoide) vermehrt gebildet werden.

Diese Krankheiten – zu ihnen gehören die Multiple Sklerose, rheumatische Erkrankungen und die Arteriosklerose – treten bei traditionell lebenden Grönland-Eskimos kaum auf. Ebenso ist die Häufigkeit der MS in den westlichen Industrienationen 50-mal höher als in Japan (Howard J, 2016), mit kaum einem Viertel des bei uns üblichen Fleischverzehrs, aber fischreicher Kost.

Den Zusammenhang mit der fischreichen Ernährung dieser Volksgruppen bewies erst die Erkenntnis, dass Eicosapentaensäure (EPA), welche vorwiegend in Fischölen vorkommt, die Umwandlung der Arachidonsäure zu entzündungsauslösenden Substanzen unterdrücken kann.

Die günstige Wirkung der Fischöle beruht auf einem doppelten Effekt: EPA hemmt nicht nur die Bildung der Entzündungsstoffe, sondern sie verdrängt auch die entzündungsauslösende Arachidonsäure aus dem Gewebe.

Die dadurch bewirkte Abnahme der Entzündungsstoffe und die günstige Wirkung auf diese Erkrankungen konnten in einigen kleineren Anwendungsstudien vor etwa zwanzig Jahren gezeigt werden. Patienten, die Fischöle in Kapselform zu sich nahmen, hatten weniger Schübe und eine verlangsamte Progression ihrer Erkrankung. Da es Studien mit nur geringen Teilnehmerzahlen waren, erreichten sie nicht die statistische

Signifikanz. Das heißt, es ist möglich, dass die Unterschiede zwischen den Fischölgruppen und den Kontrollgruppen nur zufällig entstanden sind (Adam 2003).

Eine zusammenfassende Analyse dieser „Fischölstudien“ kommt jedoch zu dem Schluss, dass durch die zusätzliche Einnahme von Fischöl eine gewisse Reduktion der Behinderung, überwiegend bei den weniger behinderten Patienten, erreicht werden kann.

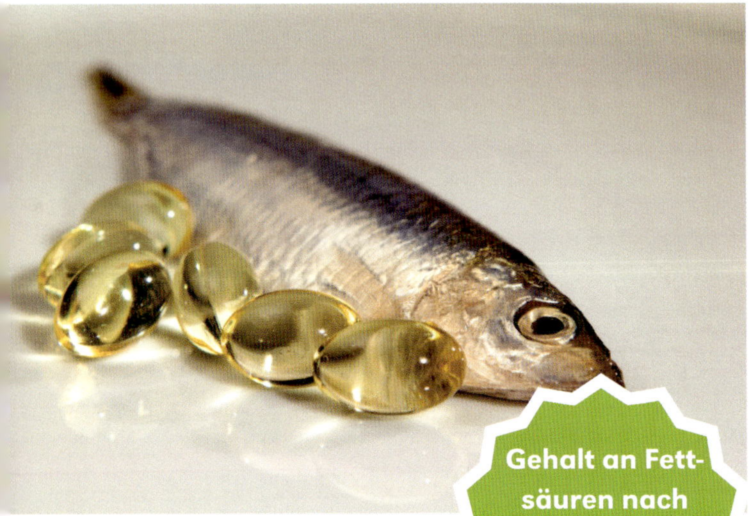

Gehalt an Fettsäuren nach Lebensmittelgruppe
Tab.1 A S.87

α-Linolensäure – die Unberechenbare

α-Linolensäure findet sich in allen grünen Pflanzen. Besonders reichlich ist sie in bestimmten Pflanzenölen, wie dem Leinöl, Leindotteröl, Walnussöl, Soja- und Weizenkeimöl enthalten.

Sie kann im Körper zu der sehr wirksamen Eicosapentaensäure aufgebaut werden und den Entzündungsprozess damit vermindern. Diese Umwandlung geht aber sehr langsam vor sich und ist von Mensch zu Mensch unterschiedlich.

Unsere Untersuchungen haben gezeigt, dass ein Drittel der Menschen sehr gute „Umwandler“ sind, ein Drittel kann das „ein wenig“ und das letzte Drittel kann es „überhaupt nicht“. Leider gibt es keine Möglichkeit vorauszusagen, zu welchem Drittel man gehört. Dabei hilft nur die Bestimmung der Fettsäuren im Blut (↑ S. 37).

Welche und wie viel von den Fettsäuren?

Entzündungsverstärkend wirkt nur die Arachidonsäure (↑ S. 27), entzündungshemmend nur die Eicosapentaensäure (↑ S. 31). Linolsäure und α-Linolensäure haben keine eigene Wirkung, sie sind jedoch die Vorstufen der wirksamen Fettsäuren.

Die richtige Zufuhr der mehrfach ungesättigten Fettsäuren ist daher die wichtigste diätetische Maßnahme bei MS.

Es kommt dabei darauf an, die Bildung der Arachidonsäure gering zu halten, die der Eicosapentaensäure aber nicht zu behindern. Dabei nutzt man die Tatsache, dass die Umwandlung der α-Linolensäure zur erwünschten Eicosapentaensäure denselben Regelmechanismen folgt (↑ S. 26).

In Tabelle 5 sind die Fettsäuren aufgeführt, die für Ihre Ernährung bedeutsam sind. Alle haben – mittelbar oder unmittelbar – Einfluss auf die Entzündung bei Multipler Sklerose. Daraus ergeben sich auch die für den täglichen Verzehr empfohlenen Mengen.

Ihr besonderes Augenmerk sollte auf die Arachidonsäure und die Eicosapentaensäure gerichtet sein, wohingegen Sie sich um die Linolsäure und die α-Linolensäure weniger Gedanken machen müssen.

Tabelle 5: Empfohlener Tagesbedarf mehrfach ungesättigter Fettsäuren

	Wirkung	Empfohlene Zufuhr bei MS (Gramm pro Tag)
Arachidonsäure	entzündungsfördernd	0,05
Linolsäure	keine eigene Wirkung	8,0
α-Linolensäure	keine eigene Wirkung	4,0
γ-Linolensäure	entzündungshemmend	1,0 – 2,0
Eicosapentaensäure	entzündungshemmend	0,9 (für 2 – 3 Monate) dann 0,3

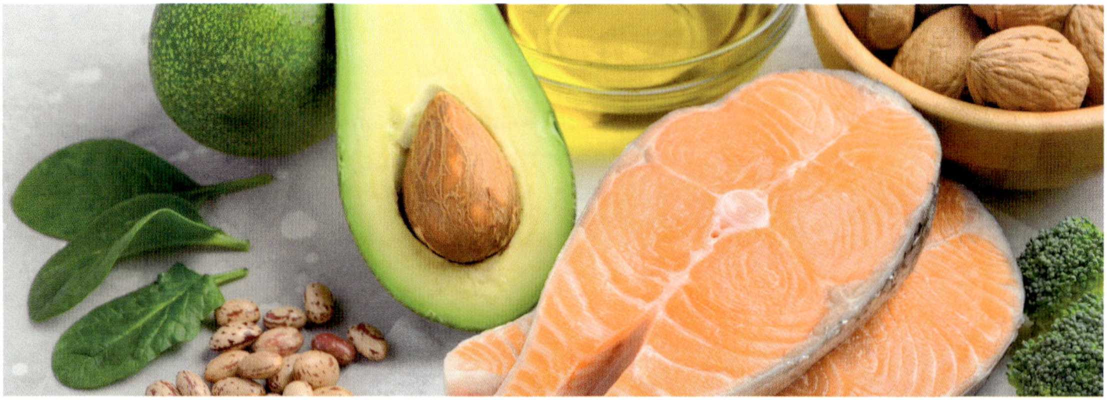

Omega-3- und Omega-6-Fettsäuren – auf das richtige Verhältnis kommt es an

Die Bildung von Entzündungsstoffen kann scheinbar durch eine verminderte Zufuhr von Arachidonsäure sowie durch die Einnahme von Eicosapentaensäure (EPA) vermindert werden (Adam 2003).

Eine deutliche Reduktion der Arachidonsäure, bei gleichzeitiger Erhöhung des Anteiles an EPA nehmen daher aller Voraussicht nach einen positiven Einfluss auf den Verlauf der Multiplen Sklerose (Riccio P. et al. 2015).

Um die Arachidonsäure im Körper gering zu halten, kommt es bei der Ernährung auf das richtige Verhältnis von Omega-3-Fettsäuren (Ω-3) zu Omega-3-Fettsäuren (Ω-3) an.

Pflanzen können keine Arachidonsäure bilden. Deshalb trägt jede vegetarische Mahlzeit zur Verringerung des Entzündungsförderers Arachidonsäure im Körper bei.

Die Tabelle 6 (↑ S. 35) ist absteigend nach dem Verhältnis der Omega-6- zu Omega-3-Fettsäuren angeordnet. Das empfohlene Verhältnis Ω-6 : Ω-3 ist 5 : 1. Es sollten also von den Ω-6-Fettsäuren im Öl oder Fett nicht mehr als das Fünffache der Ω-3-Fettsäuren enthalten sein. Die Tabelle zeigt Ihnen, dass

Tabelle 6: Gehalt an Linol- und α-Linolensäure in einigen Fetten und Ölen

	Gramm pro 100g			● ● ●
	Linolsäure	α- Linolensäure	Ω-6 : Ω-3	
Sesamöl	42,7	0	keiner	● (rot)
Safloröl (Distelöl)	75,1	0,5	150:1	● (rot)
Sonnenblumenöl	63	0,5	121:1	● (rot)
Kürbiskernöl	49,4	0,5	98:1	● (rot)
Maiskeimöl	55,3	0,9	61:1	● (rot)
Olivenöl	8,3	0,9	9:1	● (gelb)
Sojaöl	53,4	7,6	7:1	● (gelb)
Weizenkeimöl	55,7	7,8	7:1	● (gelb)
Omega-3 Margarine*	26	5,2	5:1	● (gelb)
Walnussöl	55,1	12,9	4:1	● (gelb)
Butter	1,2	0,4	3:1	● (rot)
Rapsöl	22,3	9,2	2:1	● (grün)
Leinöl	13,9	54,2	1:4	● (grün)

* Omega-3-Margarine können mit Sojaöl oder Rapsöl hergestellt sein und unterscheiden sich dementsprechend im Ω-6 : Ω-3-Verhältnis. Bitte beachten Sie die Produktinformation auf der Verpackung.

Die Farben in der Tabelle signalisieren: Grün = empfehlenswert, Gelb = neutral, Rot = nicht empfehlenswert.

die meisten Speiseöle zu viele Ω-6-Fettsäuren enthalten. Bei der Butter ist das Verhältnis von Ω-6 : Ω-3 zwar mit 3:1 in Ordnung. Butter ist aber ein tierisches Fett, sie enthält viel Arachidonsäure und ist deshalb nicht empfehlenswert.

Nicht empfehlenswert bedeutet nicht, dass dieses Fett „verboten" ist. Es sollte aber vorsichtig und in kleinen Mengen verwendet werden, wenn es zum guten Geschmack beiträgt.

Arachidonsäure – wie sie sich langsam im Körper vermindert

Unsere Untersuchungen haben ergeben, dass sich die Arachidonsäure unter einer vegetarisch orientierten Kost langsam im Körper vermindert. Da der Körper pro Tag nur einige tausendstel Gramm Arachidonsäure verbraucht, dauert es etwa 2 bis 3 Monate, bis die Entzündungshemmung eintritt.

Die Spiegel der Arachidonsäure nehmen langsam ab. Erst nach etwa 6 Monaten ist der Spiegel der EPA optimal eingestellt und bei einer arachidonsäurearmen Ernährung genügen dann meistens die Verwendung der günstigen Speiseöle und zwei wöchentliche Fischmahlzeiten (↑ S. 38).

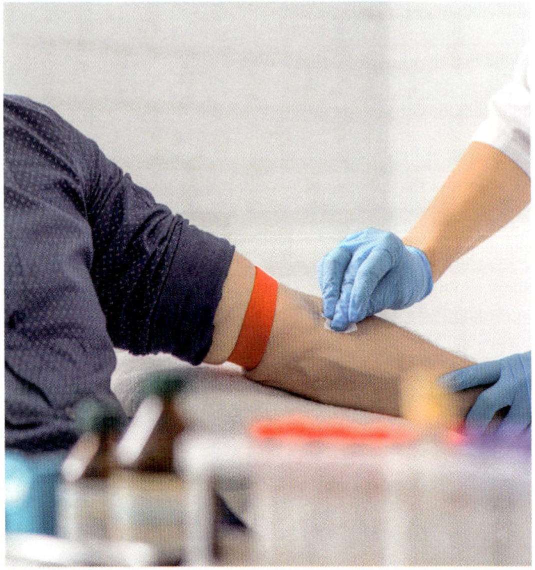

Zu diesem Zeitpunkt sollte erneut die Bestimmung der Arachidonsäure und der EPA im Blut durchgeführt werden (↑ S. 37). Bei abweichenden Ergebnissen sollte die Ernährung durch eine Fachkraft überprüft werden.

Die Abnahme der Arachidonsäure im Körper setzt sich langsam fort. Deshalb ist es wichtig, die Ernährungsumstellung langfristig einzuhalten und auch die Zufuhr der EPA und der Antioxidantien zu beachten.

Eine deutliche Entzündungshemmung tritt erst ein, wenn die Arachidonsäure im Körper so weit abgefallen ist, dass ihr Verhältnis zur Eicosapentaensäure nicht höher als 5:1 beträgt (Adam 2010) (↑ S. 34).

Vorgehen zur Bestimmung der Arachidonsäure und der Eicosapentaensäure im Blut

❶ Der Hausarzt entnimmt das Blut

Für Sie ist der Bluttest sehr einfach. Ihr Hausarzt entnimmt Ihnen aus einer Ader (Vene) etwas Blut (5 ml) in ein Röhrchen, in dem sich ein gerinnungshemmendes Mittel (EDTA) befindet. Mit den erforderlichen Informationen (Namen, Vornamen, Anschrift) sendet der Arzt das Blutröhrchen an ein Labor, das die Bestimmung der Fettsäuren im Blut durchführt.

❷ In welchen Blutbestandteilen wird gemessen?

Am genauesten ist die Bestimmung in den roten Blutkörperchen (Erythrozytenlipide). Die Bestimmung weiterer Blutfette (Phospholipide, Cholesterinester) ist ebenso möglich. Etwas weniger genau ist Bestimmung im Blutplasma. Da kommt es darauf an, dass Sie unbedingt vorher mindestens 12 Stunden nichts essen und keine gesüßten Getränke zu sich nehmen.

❸ Was wird gemessen

Die Bestimmung dauert etwa eine Woche. Denn die Aufarbeitung der Probe ist zeitaufwändig und auch die Bestimmung dauert Stunden. Sie wird mit einem Laborgerät (Gaschromatographie oder High Performance Liquid Chromatographie) durchgeführt, das die mehr als 20 verschiedenen Fettsäuren im Blut voneinander trennt. Dann sieht der Arzt genau, wie viel von den einzelnen Fettsäuren enthalten ist und kann das Verhältnis von Arachidonsäure und EPA ausrechnen. Dieses Verhältnis sollte nicht höher als 5 : 1 sein. Der Durchschnitt liegt in Deutschland bei 16 : 1.

Ein praktisches Beispiel für die empfehlenswerte Fettzufuhr

Eine günstige Fettzufuhr, mit der die wünschenswerte Menge an Arachidonsäure aufgenommen wird, erzielen Sie zum Beispiel durch den in Tabelle 7 dargestellten Wochenplan. So nehmen Sie 350 mg Arachidonsäure pro Woche und damit 50 mg Arachidonsäure pro Tag zu sich. Wegen der langen Verweildauer der Arachidonsäure in den Körperzellen kommt es nicht auf die Zufuhrmenge an einem Tag an, wichtiger ist die Einhaltung des durchschnittlichen Limits während einer Woche.

Tabelle 7: Wochenplan

Vorschlag	Wochensumme (Arachidonsäure in mg)
täglich einen halben Liter fettreduzierte Milch (1,5 % Fett i.d.Tr.)	70
täglich zwei Scheiben Emmentaler Käse (40 g)	78
zwei Eier pro Woche (2 x 60 g)	82
zwei Fleischmahlzeiten pro Woche (2 x 150 g)	120
Insgesamt	**350**

Das Einhalten der hier vorgeschlagenen Kost über ein längeren Zeitraum ist entscheidend, da die Wirkung über mindestens 6 Monate stetig zunimmt (↑ S. 36). Die Behandlung erfolgt am besten in Absprache und unter Kontrolle Ihres behandelnden Arztes.

EPA wird in den ersten 2 bis 3 Monaten, bis die Wirkung beginnt, am besten in Form von Kapseln oder Fischöl in einer Dosierung von 900 mg EPA pro Tag aufgenommen. Dies empfiehlt sich, um das gewünschte Verhältnis von Arachidonsäure zu EPA von 5:1 im Blut möglichst bald zu erreichen. Die Anzahl der täglich erforderlichen Kapseln / des Fischöls errechnet sich aus dem auf dem Produkt angegebenen Gehalt an EPA.

Kapseln mit einem hohen Anteil an EPA erleichtern die Einnahme, weil weniger Kapseln pro Tag notwendig sind. Die erforderliche Menge an EPA, die mit Kapseln / Fischöl ergänzt werden muss, können Sie berechnen (www.ernaehrungsrechner.de).

Beispiel für die Berechnung:

Wenn Sie mit der Ernährung pro Tag 300 mg EPA (350 mg/Woche) aufnehmen, müssen Sie 600 mg pro Tag ergänzen, also 4,2 g (4200 mg) pro Woche. Nach zwei bis drei Monaten sollte ein ausreichender Spiegel an EPA erreicht sein.

Da es von Mensch zu Mensch Unterschiede gibt, ist die Untersuchung des Blutes (↑ S. 37) nach 3 Monaten antientzündlicher Kost sinnvoll. Entsprechend dem Ergebnis dieser Untersuchung wird dann das weitere Vorgehen festgelegt.

In der Regel genügen dann 300 mg EPA pro Tag. Einige Glückliche können auch ganz auf EPA verzichten, bei ihnen genügt dann die α-Linolensäure.

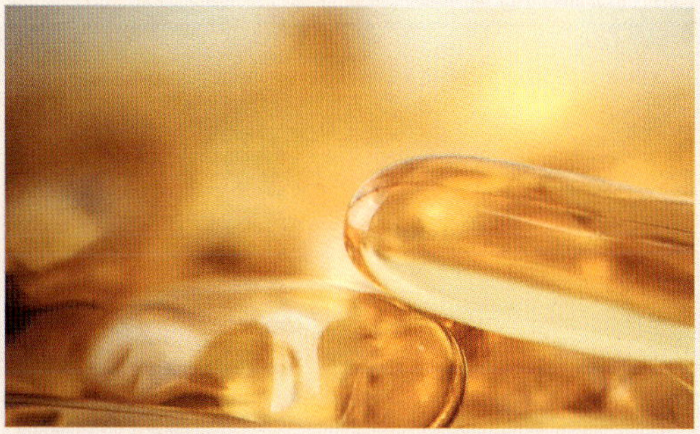

300 mg EPA pro Tag ist mit der Ernährung leicht erreichbar

Wenn Sie pro Woche einen Matjeshering essen, bestehend aus den beiden Filetstücken, die am Schwanz manchmal noch zusammenhängen, sind darin – allerdings abhängig vom Fanggebiet – etwa 2,1 g EPA enthalten, entsprechend 300 mg pro Tag. Die gleichzeitige, sorgfältige Auswahl von Speiseölen unterstützt den positiven Effekt von Fischöl: Empfehlenswert ist die Verwendung verschiedener Öle mit hohem Anteil an α-Linolensäure, wie Rapsöl, Walnussöl, Sojaöl oder Leinöl, anstatt der üblichen an Linolsäure reichen Öle, wie Distelöl, Sonnenblumenöl, Mazolaöl oder Maisöl (↑ Tab. 6, S. 35).

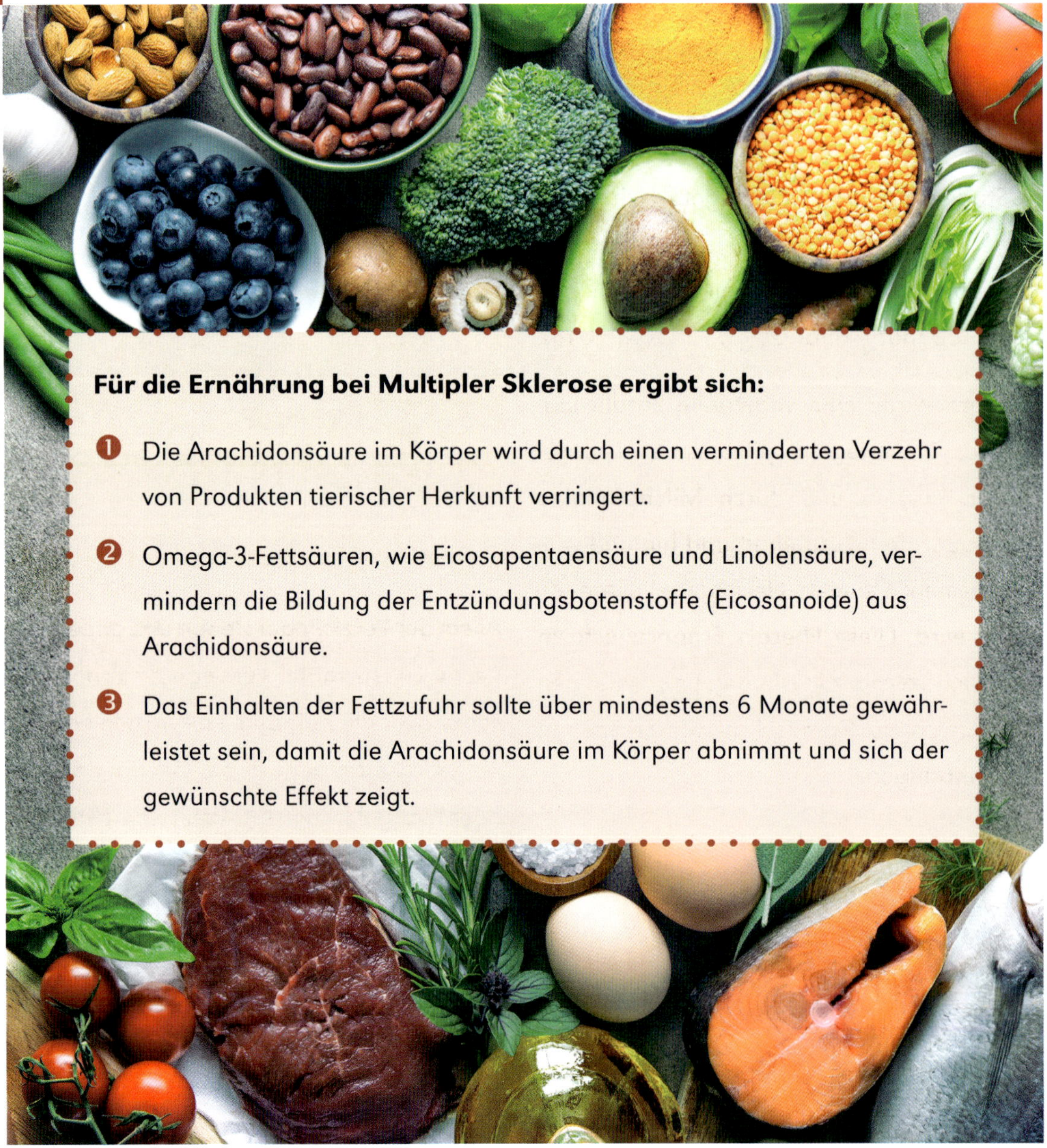

Für die Ernährung bei Multipler Sklerose ergibt sich:

1. Die Arachidonsäure im Körper wird durch einen verminderten Verzehr von Produkten tierischer Herkunft verringert.
2. Omega-3-Fettsäuren, wie Eicosapentaensäure und Linolensäure, vermindern die Bildung der Entzündungsbotenstoffe (Eicosanoide) aus Arachidonsäure.
3. Das Einhalten der Fettzufuhr sollte über mindestens 6 Monate gewährleistet sein, damit die Arachidonsäure im Körper abnimmt und sich der gewünschte Effekt zeigt.

Vegetarisch oder vegan – Gesundheitlicher Vorteil oder zusätzliches Risiko?

In Studien hat sich eine vegetarisch orientierte Ernährung, wie z. B. die Mediterrane Kost, für Personen mit MS als positiv erwiesen (Sedaghat F. et al, 2016; Yadav V, 2016).

Geprüft wurde eine vegetabile Ernährung, die aus überwiegend pflanzlichen Lebensmitteln besteht und durch Milchprodukte mit moderatem Fettgehalt und hin und wieder kleinen Mengen Fleisch und Eiern ergänzt wird. Diese liberale Ernährungsform lässt sich vollständig mit den Empfehlungen der Deutschen Gesellschaft für Ernährung übereinbringen.

Darüber hinaus gibt es weitere, auch strengere vegetarische Ernährungsformen, die in Tabelle 8 (↑ S. 42) dargestellt sind. Sie sehen allesamt zusätzliche Einschränkungen vor, bieten aber gegenüber der hier empfohlenen vegetarisch orientierten Kost keine gesundheitlichen Vorteile.

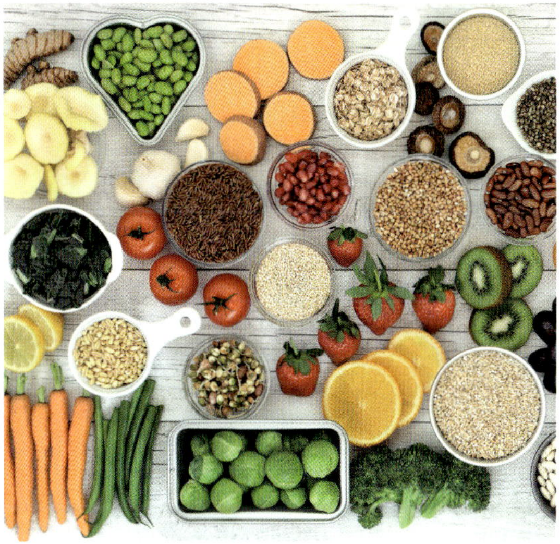

Vegan: Weglassen ist keine Lösung!

Allein der Verzicht auf Fleisch und andere tierische Lebensmittel bei veganer Ernährung senkt zwar die Aufnahme der Arachidonsäure, gleichzeitig birgt er die Gefahr der Fehl- oder Mangelernährung. Wertvolle Nährstoffe aus Produkten tierischer Herkunft können dadurch ins Defizit kommen.

Der größte Nachteil für MS-Betroffene ist das Fehlen der EPA in der Kost, die maßgeblich zum Erreichen des erwünschten Arachidonsäure : EPA-Quotienten beiträgt.

Tabelle 8: Übersicht Vegetarische Kostformen

Diät	Verzichtet auf…
Ovo-Lakto-Vegetabile Ernährung	Fleisch, Fisch und Meeresfrüchte sowie auf alle Erzeugnisse daraus bzw. Lebensmittel, in denen diese enthalten sind
Lakto-Vegetabile Ernährung	Fleisch, Fisch und Meeresfrüchte, Eier sowie auf alle Erzeugnisse daraus bzw. Lebensmittel, in denen diese enthalten sind
Ovo-Vegetabile Ernährung	Fleisch, Fisch und Meeresfrüchte, Milch und Milchprodukte bzw. Käse sowie auf alle Erzeugnisse daraus bzw. Lebensmittel, in denen diese enthalten sind
Vegane Ernährung	Alle Lebensmittel tierischer Herkunft, wie Fleisch, Fisch und Meeresfrüchte, Eier, Milch und Milchprodukte bzw. Käse sowie auf alle Erzeugnisse daraus bzw. Lebensmittel, in denen diese enthalten sind

Zumindest während der ersten drei Monate der Umstellung auf antientzündliche Kost wird deshalb eine vegane Ernährung nicht angeraten.

Derzeit steht für die menschliche Ernährung noch kein geeignetes pflanzliches Lebensmittel zur Verfügung, dessen Fettsäuren-Qualität hinsichtlich der antientzündlichen Wirkung an die von Fisch bzw. Fischöl heranreicht. Bei veganer Ernährung bleibt daher nur die Einnahme von Nahrungsergänzungsmitteln aus maritimen Mikroalgen.

Tatsächlich erfordert jedes zusätzliche „Weglassen“, wie z. B. von Ei- und Milchprodukten, auch ein zusätzliches „stattdessen“. Das kann z. B. ein häufigerer Verzehr oder größere Portionsgrößen bestimmter pflanzlicher Lebensmittel sein, um die verringerte Aufnahme anderer sogenannter „wertgebender“ Inhaltsstoffe aus tierischen Lebensmitteln auszugleichen. Dazu gehören wichtige Nährstoffe wie z. B. Jod, Eisen, Kalzium, Vitamin D und unentbehrliche Eiweißstoffe (Aminosäuren), um hier nur die wichtigsten zu nennen.

Im Falle von Vitamin B12, das fast ausschließlich in tierischen Lebensmitteln enthalten ist, gibt es ebenfalls nur eine Lösung: Die Einnahme von Nahrungsergänzungsmitteln bzw. angereicherter Lebensmittel.

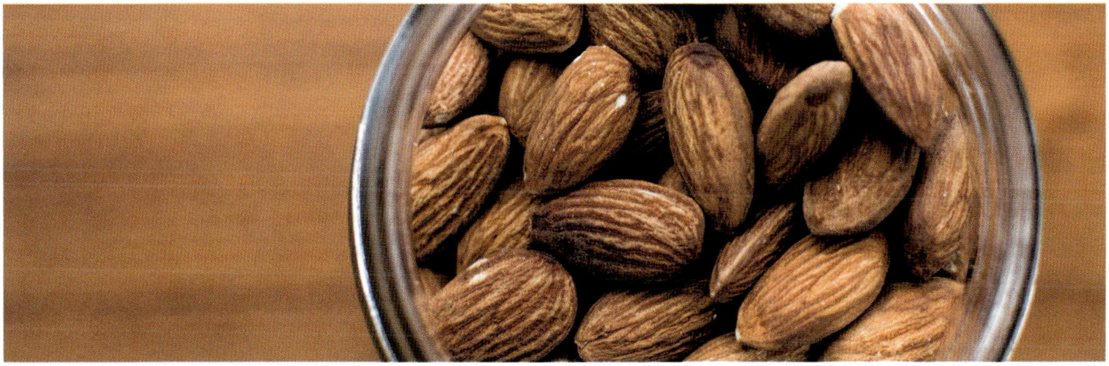

In Tabelle 9 (↑ S. 44) sind die alternativen pflanzlichen Lebensmittel dargestellt, die bei veganer bzw. unausgewogener vegetarischer Ernährung tierische Lebensmittel ersetzen können, um die fehlenden Nährstoffe aufzunehmen.

Ohne die entsprechende Fachkenntnis und ohne eine gewisse Experimentierfreude an ungewohnten, exotischen oder Ersatzlebensmitteln, wie etwa Tofu, Amaranth oder Haferdrink, werden vegane Speisepläne schnell unausgewogen oder gar einseitig. Bei MS-Erkrankten kann der Bedarf an einzelnen Nährstoffen verändert sein. Dann kann eine Diät ohne fachkundige Anleitung sogar ein gesundheitliches Risiko darstellen

Gänzlich nicht vertretbar ist eine vegane Ernährung u.a. für Personen mit erhöhtem Mangelernährungsrisiko, wie z.B. bei Schluckstörungen sowie für Kinder, Schwangere oder Senioren. Gründe dafür sind die sehr hohe Wahrscheinlichkeit einer unzureichenden Nährstoffzufuhr und die daraus entstehenden gesundheitlichen Risiken.

Besteht der Wunsch nach einer veganen Ernährungsform, ist die Absprache mit den behandelnden Ärzten und Therapeuten sowie eine fachkundige Anleitung durch eine qualifizierte Ernährungsberatung unerlässlich.

Tabelle 9: Kritische Nährstoffe bei veganer Ernährung (Quelle nach DGE 2017)

Potenziell kritischer Nährstoff	Lebensmittel (Hauptquelle)	Lebensmittel (pflanzlicher Ersatz)
Protein	Fleisch, Fisch, Eier, Milch und Milchprodukte, Käse	Hülsenfrüchte, Nüsse, Getreide (Vollkorn), Ölsamen, Kartoffeln; gezielt kombiniert (z. B. Getreide und Hülsenfrüchte, Sojaprodukte und / oder Ölsamen)
Langkettige n-3 Fettsäuren	Fettreicher Fisch	Keine, ggf. Nahrungsergänzung mit Mikroalgenölen bzw. damit angereicherte Lebensmittel; Derzeit sind in der EU die maritimen Mikroalgen Ulkenia und Schizochytrium zugelassen.
Vitamin D	Fisch, Käse bzw. Milchprodukte	Einige Speisepilze (z. B. Champignons und Pfifferlinge), mit Vitamin D angereicherte Lebensmittel wie z. B. Margarine oder vegane Ersatzprodukte, z. B. Pflanzendrinks
Vitamin B12	Fleisch, Fisch, Eier, Milch und Milchprodukte, Käse	Keine, ggf. Nahrungsergänzung bzw. mit B12 angereicherte Lebensmittel
Riboflavin (Vitamin B2)	Milch und Milchprodukte, Käse	Ölsamen, Nüsse, Hülsenfrüchte, verschiedene Gemüsearten (z. B. Brokkoli, Grünkohl) und Vollkorngetreide
Kalzium	Milch und Milchprodukte, Käse	Gemüse (z. B. Brokkoli, Grünkohl, Rucola), Nüsse, Hülsenfrüchte, getrockneter Fleischersatz aus Soja (Granulat, Würfel o.ä. „texturiertes Sojaprotein"), Tofu, Mineralwasser (Angabe kalziumreich bei >150 mg Kalzium / Liter), mit Kalzium angereicherte Lebensmittel, z. B. Milchersatzprodukte
Eisen	Fleisch	Hülsenfrüchte, Ölsamen, Nüsse, Vollkorngetreide und verschiedene Gemüsearten (z. B. Spinat, Schwarzwurzeln), Beerenobst
Zink	Fisch, Meeresfrüchte, Milch und Milchprodukte, Käse	Vollkorn, Hülsenfrüchte, Ölsamen, Nüsse
Jod	Seefisch, Meeresfrüchte, Milch und Milchprodukte, Käse	Jodiertes und fluoridiertes Speisesalz sowie damit hergestellte Lebensmittel, mit Meeresalgen versetztes Meersalz mit definiertem Jodgehalt oder gelegentlicher Verzehr von Meeresalgen mit moderatem Jodgehalt, z. B. Nori
Selen	Fisch, Meeresfrüchte	Kohl- (z. B. Brokkoli, Weißkohl), Zwiebelgemüse (z. B. Knoblauch, Zwiebeln), Pilze, Spargel, Hülsenfrüchte, Paranüsse

Antioxidantien – Entzündungshemmer in der Küche

Ein Sprichwort sagt: „Der Weg zur Gesundheit führt durch die Küche, nicht durch die Apotheke“. Tatsächlich können es die Nahrungsergänzungsmittel nur selten mit den gesundheitlichen Vorteilen aufnehmen, die eine gute Küche bietet.

Neben wichtigen Nährstoffen, Fetten, Vitaminen und Spurenelementen, liefert die gesunde Ernährung wertvolle sekundäre Pflanzenstoffe. Sie sorgt gleichermaßen für Gesundheit und Wohlbefinden wie auch Genuss.

Alle sekundären Pflanzenstoffe werden mit gesundheitlichen Vorteilen, wie Schutz der Gefäße, Stärkung von Herz und Kreislauf, Regulierung des Blutzuckers, der Darmfunktion und vielem anderen in Zusammenhang gebracht. Tausende dieser sekundären Pflanzenstoffe stecken in den Küchengewürzen und -kräutern und noch viel mehr in Obst und Gemüse.

Hier wollen wir Ihnen etwas Appetit auf ein gesundes Essen machen, das bei MS hilft. Damit Sie alle Möglichkeiten der Küche kennenlernen wollen wir Ihnen zunächst die wichtigsten Instrumente im Küchenorchester schildern. Bestimmt werden Sie etwas finden, das bisher Ihrer Aufmerksamkeit entgangen ist.

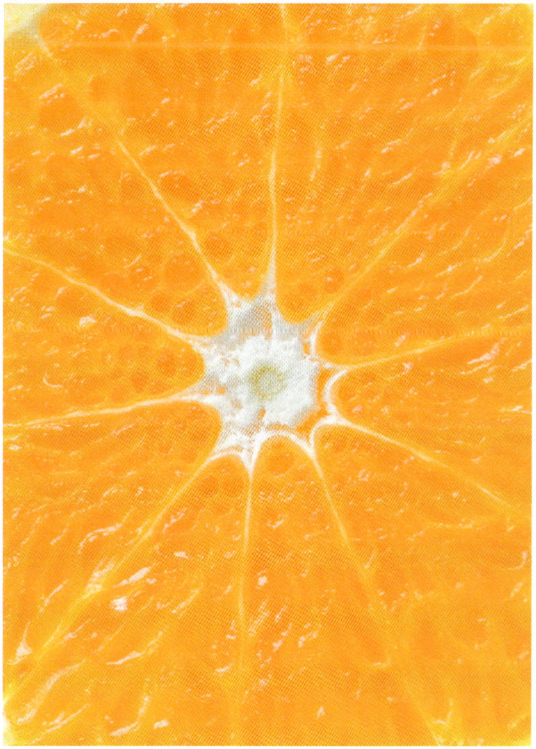

Antioxidantien – wie sie wirken

Antioxidantien hemmen die durch Sauerstoffradikale ausgelöste Umwandlung der Arachidonsäure zu Entzündungsstoffen. Wir brauchen für die Stoffwechselvorgänge pro Tag etwa 20 Gramm Sauerstoffradikale. Bei Entzündungen fällt aber ein Vielfaches davon an. Das überfordert das antioxidative System des Körpers bei Weitem.

Zu den Antioxidantien gehören die Vitamine A, C, E und β-Karotin. Das aber sind nur einige von den mehreren Hundert dieser Radikalfänger. Allein bei den sekundären Pflanzenstoffen sind mehr als 800 verschiedene Antioxidantien bekannt. Viele Spurenelemente wie Selen, Kupfer und Zink sind Bestandteile der Antioxidantien.

Nur die gemeinsame Wirkung mehrerer Antioxidantien kann die durch die Entzündung im Überschuss produzierten Sauerstoffradikale unschädlich machen. Erst wenn die Sauerstoffradikale zu unschädlichen Folgeprodukten, wie träger Luftsauerstoff oder Wasser, umgewandelt sind, verringert sich die Bildung der Eicosanoide und damit die Entzündung.

Tabelle 10: Empfohlene Tageszufuhr für Vitamin C, D, E und β–Karotin für gesunde Erwachsene und Patienten mit entzündlichen Erkrankungen (DGE 2017)

	Gesunde	MS-Patienten	
		geringe Aktivität	hohe Aktivität
β–Karotin	2,0 – 4,0 mg	15,0 mg	15,0 mg
Vitamin C	100,0 mg	100,0 mg	200,0 mg
Vitamin E	12,0 mg	50 – 100,0 mg	200,0 mg
Vitamin D	20,0 µg		

Bei chronischen Erkrankungen wie der Multiplen Sklerose geraten die Antioxidantien ins Defizit. Denn durch die Entzündungsvorgänge im Zentralnervensystem entstehen mehr Sauerstoffradikale und der Bedarf an Antioxidantien kann erhöht sein (↑ Tabelle 10). Deshalb müssen Sie besonders auf eine ausreichende Versorgung mit Antioxidantien achten.

Antioxidantien, auf die MS-Betroffene besonders achten sollten

Alle Studien, die den Antioxidantienstatus untersucht haben, bestätigen eine Unterversorgung der meisten MS-Betroffenen. Ein Review kommt sogar zu dem Schluss, dass eine gesunde Kost mit reichlich Antioxidantien die größte Bedeutung für das Auftreten und den Verlauf der MS hat (Payne 2008).

Aber das Wichtigste vorweg: die Einnahme eines Antioxidans steigert ab einer gewissen Dosierung die Gesamtsterblichkeit. Das gilt auch für alle anderen untersuchten Vitamine und Spurenelemente. Das Gefährdungspotential der Nahrungsergänzungsmittel besteht allerdings nicht bei der hier beschriebenen antientzündlichen Ernährung.

Zwar bestätigen alle Studien ein Gefährdungspotential der Supplemente, andererseits nahm eine gesunde Ernährung immer einen günstigen Einfluss auf die Erkrankung.

Mit einer bewusst ausgewählten Kost erhält man normalerweise die meisten Antioxidantien in ausreichender Dosierung.

Einige Studien haben allerdings gezeigt, dass die Spiegel von Vitamin D, Vitamin E und Selen bei entzündlichen Erkrankungen immer zu niedrig sind. Somit erscheint zunächst für Vitamin D, Vitamin E und Selen eine Supplementierung sinnvoll.

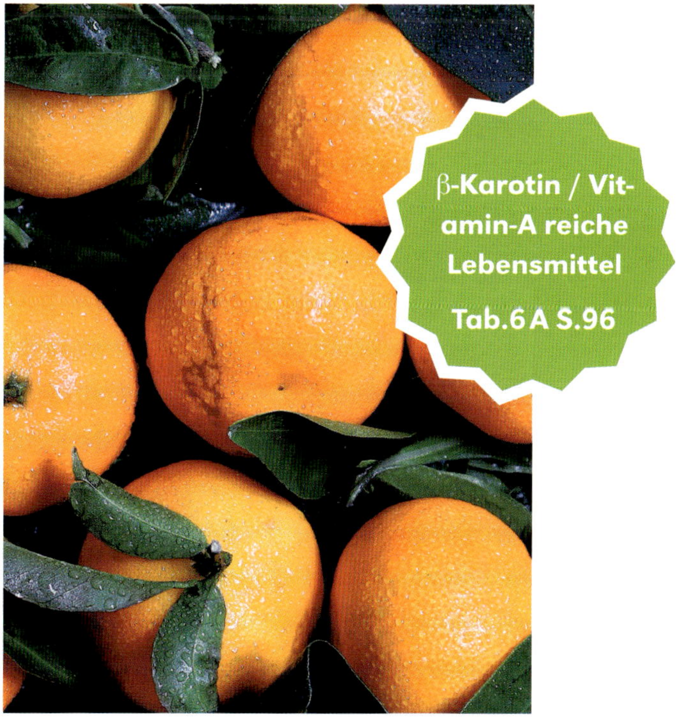

Praktische Hinweise zu den wichtigsten Antioxidantien

Vitamin C (Ascorbinsäure)

Bei Entzündungen, wie sie auch bei Multipler Sklerose auftreten, besteht ein gesteigerter Bedarf an Vitamin C.

Um die Körperspeicher völlig zu füllen, sind 200 mg Vitamin C pro Tag ausreichend.

Diese Menge wird fast vollständig resorbiert. Höhere Mengen werden nicht mehr vollständig vom Darm aufgenommen. Überschüssig aufgenommenes Vitamin C wird zudem über die Nieren ausgeschieden.

Vitamin C findet sich in Gemüse, wie etwa in allen Kohlsorten, in Paprikaschoten sowie in Obst, z. B. in Beeren, Kiwi oder Zitrusfrüchten. Weil Vitamin C gegenüber Licht, Sauerstoff und Temperatur sehr empfindlich ist, ist die schonende Behandlung von Obst und Gemüse mindestens so wichtig, wie eine günstige Auswahl beim Einkauf.

Vitamin-C reiche Lebensmittel
Tab. 5 A S. 95

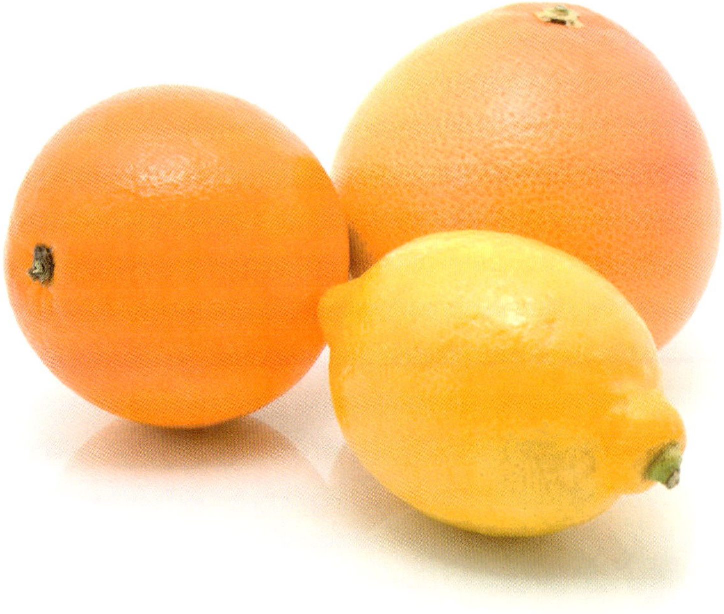

Vitamin E (D-α-Tocopherol)

Vitamin E kommt in der Natur in verschiedenen Formen vor. Die höchste biologische Wertigkeit, also die beste Wirkung, hat das D-α-Tocopherol. Dieses Vitamin E ist vor allem in den Früchten, Samen und Keimen von Pflanzen (z. B. Getreide, Sonnenblumenkerne, Chiasamen) und in den daraus gewonnenen Ölen und Fetten enthalten. Beispiele sind z. B. Weizenkeimöl bzw. Weizenkeime, Sonnenblumenkerne, Walnüsse oder Haselnüsse.

Die Dosierungen liegen für das Vitamin E (D-α-Tocopherol) während eines Schubes bei 200 mg, in der Remission bei 50 – 100 mg pro Tag.

Zur Entzündungshemmung sind höhere Dosen nötig, als mit der Nahrung zugeführt werden können. Deshalb ist ergänzend eine Zufuhr durch Vitamin E - Kapseln anzuraten.

In den verfügbaren Präparaten sind unterschiedliche Arten des Vitamin E enthalten, die entsprechend der chemischen Struktur

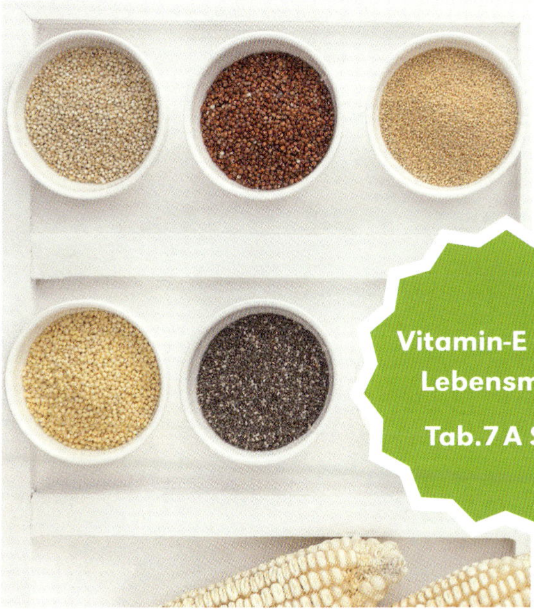

Vitamin-E reiche Lebensmittel Tab.7 A S.98

auch unterschiedlich antioxidativ wirksam sind. Eine bisher unentschiedene Streitfrage ist, ob die sechs verschiedenen Arten von Vitamin E in den Pflanzen sich gegenseitig unterstützen oder ob eine hohe Dosis von z. B. D-α-Tocopherol dasselbe Wirkpotential hat.

D-α-Tocopherol ist heute auch als Arzneimittel in der Apotheke erhältlich. Als Medikament ist es höher dosiert, als die in Drogerie und Supermarkt käuflichen Nahrungsergänzungsmittel.

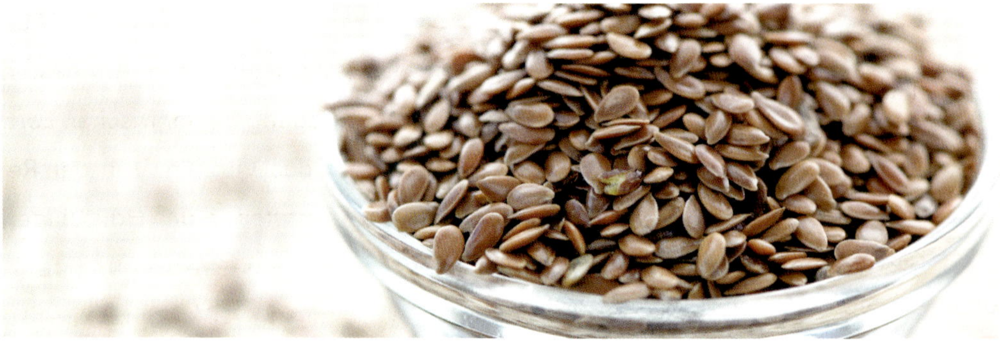

Eine Entzündungshemmung wird mit Vitamin E erst ab einer Dosierung von 100 mg/Tag erreicht. Diese Menge kann nicht allein mit der Nahrung aufgenommen werden. Lassen Sie sich von Ihrem Arzt beraten und achten Sie beim Kauf von Vitamin E-Kapseln genau auf die angegebenen Inhaltsstoffe und die enthaltene Menge. So vermeiden Sie minderwertige Produkte.

Als Orientierungshilfe wird die enthalte Menge D-α-Tocopherol in Kapseln o.ä. in Internationalen Einheiten (I.E.) angegeben und nicht in mg wie bei Angaben zum Gehalt in Lebensmitteln.

Die Zufuhr von Vitamin E mit Supplementen sollte nicht höher als 200 I.E. (I.E.: Internationale Einheiten 200 I.E. = 134 mg) α-Tocopherol pro Tag sein, halten Sie sich unbedingt an die Empfehlungen.

Die Einnahme von Vitamin E in überhöhter Dosierung führt zur starken Anreicherung im Körper. Es kann nicht wie Vitamin C ausgeschieden werden, was nachteilige Folgen haben kann. Bei einer Supplementierung über 350 I.E. Vitamin E entstehen viele Vitamin E-Radikale, für die ausreichende Antioxidantien fehlen. Ärzte vermuten inzwischen sogar einen Zusammenhang zwischen einer Überdosierung und einem erhöhten Sterberisiko.

Vitamin D

Seit langem ist bekannt, dass die Multiple Sklerose in nördlichen Breiten häufiger auftritt, als in südlichen Ländern.

Neuere Untersuchungen haben gezeigt, dass Vitamin D, neben seiner Wirkung auf die Festigkeit der Knochen, auch bei entzündlichen Erkrankungen eine Rolle spielt.

Vitamin D ist sehr oft im Defizit, da die Nahrung kaum Vitamin D bietet und von November bis Anfang März die Sonne so tief steht, das die Haut kein Vitamin D mehr bilden kann. Deshalb erstaunt es nicht, dass MS-Betroffene, die oft auch nicht an die Sonne kommen oder die Sonne nicht vertragen, überdurchschnittlich oft an Osteoporose (Knochenschwund) leiden.

Tatsächlich gibt es aber auch ernstzunehmende Untersuchungen die zeigen, dass eine schlechte Versorgung mit Vitamin D sowohl das Auftreten der Multiplen Sklerose (Ascherio A, 2014), als auch MS-Schübe begünstigt (Runia TF, 2012).

Es ist daher wichtig, den Spiegel des Vitamin D nicht absinken zu lassen. Am besten geht das mit Bewegung an der frischen Luft, da unser Körper das Vitamin D in der Regel selbst aus Vorstufen in der Haut bilden kann. Die körpereigene Versorgung funktioniert jedoch nur mit UV-Strahlung, also dann, wenn wir ans Tageslicht gehen.

Im Sommer genügen 10 bis 20 Minuten an der Sonne in leichter Bekleidung, um ausreichend Vitamin D zu bilden.

Vitamin D kann bei längerer Sonnenexposition im Sommer im Körper gespeichert werden. Das ist auch notwendig, wenn ab November die Sonne so tief steht, dass die UV-Strahlen die Haut nicht mehr erreichen und kein Vitamin D mehr gebildet werden kann.

Auch unsere Nahrung enthält Vitamin D, jedoch enthalten nur wenige Lebensmittel Vitamin D in den erforderliche Mengen. Die besten Vitamin D-Quellen sind fette Seefi-

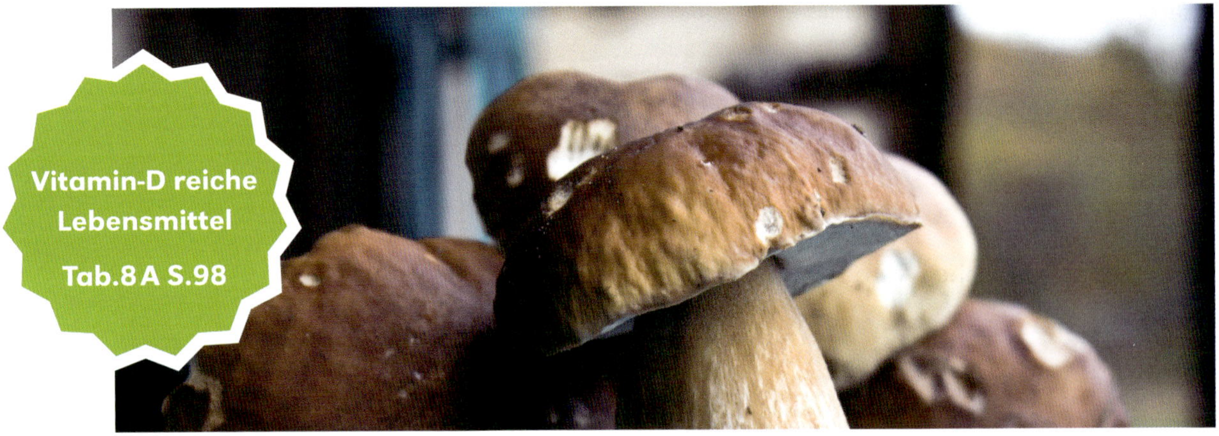

sche wie z. B. Hering, Makrele oder Lachs. Für die Bedarfsdeckung reichen geringe Mengen bzw. ein regelmäßiger Verzehr aus. Weiterhin enthalten Käse, fettreiche Milchprodukte, Eigelb und einige Pilzsorten gewisse Mengen Vitamin-D, jedoch sind die Gehalte wesentlich geringer. Auch der Blick ins Supermarktregal hilft hier weiter. Viele vegane Produkte wie Sojadrinks sind mit Vitamin D angereichert. Auf der Verpackung finden Sie zudem Angaben bezüglich der Deckung des Tagesbedarfes.

Eingeschränkt ist die Aktivierung der durch Sonnenexposition in der Haut gebildeten Vorstufen des Vitamin D bei Personen über 60 Jahren oder mit Nierenerkrankungen. Bei unzureichender körpereigener Produktion bzw. alters- oder krankheitsbedingt erhöhtem Bedarf ist der Verzehr dieser vegetarischen Lebensmittel oft nicht mehr bedarfsdeckend.

Daher gilt: Sie sollten mit dem Arzt über eine Messung der Vitamin D-Spiegel und ggf. eine Einnahme von Vitamin D sprechen. Die Bestimmung des 25-OH-Vitamin D3 im Blut kann sicher einen Mangel ausschließen.

Da Vitamin D auch eine entzündungshemmende Wirkung hat und mit Melatonin interagiert, wird bei MS-Erkrankten ein höherer Vitamin D-Spiegel als für Gesunde empfohlen.

Während für Gesunde ein Spiegel des 25-OH-Vitamin D3 von 30 bis 60 ng/ml als ausreichend angesehen wird, sollte dieser Blutspiegel bei MS-Erkrankten zwischen 60 und 90 ng/ml liegen.

Die Supplementierung mit Vitamin D liegt bei 500 bis 1000 I.E. Hydroxy Vitamin D3. Die richtige Dosierung kann durch eine Blutuntersuchung gefunden werden.

Eine Beobachtung stimmt mit den bisher beschriebenen Wirkungen des Vitamin D nicht überein: Die MS tritt häufiger im Frühling und Sommer auf und in dieser Zeit kommt es auch viel häufiger zu Krankheitsschüben als im Herbst und im Winter. Und das, obwohl die Vitamin D-Spiegel in der kalten Jahreszeit signifikant niedriger sind, als in den sonnigen Monaten.

Dieses Rätsel wurde erst gelöst, als man die Wirkung des Melatonin aufklären konnte (↑ S. 54).

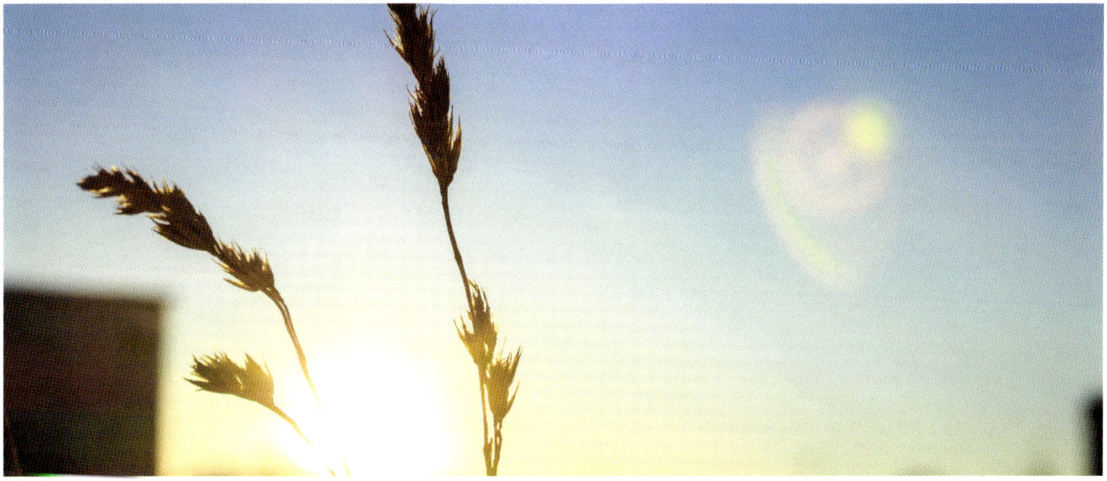

Melatonin

Melatonin ist erst seit wenigen Jahren als Schlaf-Wach-Regulator bekannt und als Einschlafhilfe vermarktet. Die Forschung hat inzwischen auch seine Wirkung als Antioxidans und seine Bedeutung für die Entzündungsreaktion aufgedeckt.

Die Entzündungsreaktion des Gehirns bei MS bewirkt eine Schwellung des Nervengewebes, die für den schubweisen Verlauf der Erkrankung mit temporärer Verschlechterung und Besserung mitverantwortlich ist. Dem Melatonin und seiner unmittelbaren Vorstufe (N-acetylserotonin, NAS) kommen dabei eine große Bedeutung zu.

In letzter Zeit ist es gelungen das Puzzle der Melatoninwirkungen zusammenzusetzen (Anderson G, 2014). Dabei ist alles sehr einfach und folgerichtig. Melatonin steigt an, wenn es dunkel wird, denn dann kehrt – wie auch schon zur Steinzeit – Ruhe ein. Der Jäger kann nicht mehr jagen und der Bauer kann sein Feld nicht mehr bestellen. Die tagsüber benötigte Energie wird nicht mehr gebraucht, deshalb werden die Kraftwerke der Zelle (die Mitochondrien) abgeschaltet (Yu et al., 2013).

Ist diese Regulation gestört, hat das gravierende Folgen. Denn wie im Automotor wird in der Zelle die Energie durch die Oxidation des Treibstoffs gewonnen. Bei der Oxidation des Treibstoffs (ATP) werden diese Sauerstoffradikale verbraucht und damit unschädlich.

Anders ist es, wenn die Steuerung ausfällt und Sauerstoffradikale zu unrechter Zeit produziert werden. Diese Radikale greifen dann das nächstliegendes Gewebe an, verursachen eine Zellschädigung und daraus folgt eine Entzündung, die Inflammation der Nervenhülle, auch Neuroinflammation genannt.

Die Entzündung wird durch Immunzellen orchestriert (Sakaguchi S, 2010). Das so aktivierte Immunsystem vermutet in der verletzten Myelinscheide eine Ursache, die es zu beseitigen gilt. Fresszellen versuchen das zu erledigen, indem sie die Myelinscheide angreifen und auflösen, wie in Abbildung 1 beschrieben (Saraiva M, 2010) (↑ S. 21).

Lebensnotwendige Zellen müssen auch nachts arbeiten, wie die Herzmuskelzellen. Sie dürfen nicht abgestellt werden. Deshalb ist es sinnvoll, dass das Melatonin in diesen Zellen individuell geregelt wird. So ist eine exakte Feinsteuerung möglich. Am wichtigsten ist diese Steuerung in der Zentrale im Gehirn (Pot C, 2011).

Dort müssen Funktionen aufrecht erhalten bleiben, wie die Kontrolle der Atmung und des Herzschlags, während der tägliche Stress abgeschaltet werden muss. Tatsächlich konnte die Forschung der letzten Jahre zeigen, dass Melatonin nicht nur im Gehirn, sondern in allen Zellen gebildet wird, die „Kraftwerke" (Mitochondrien) besitzen.

Wird das Melatonin durch das Entzündungsgeschehen bei MS nachts verstärkt verbraucht, kommt es jedoch zu einem Mangel und Sauerstoffradikale können die Zellen

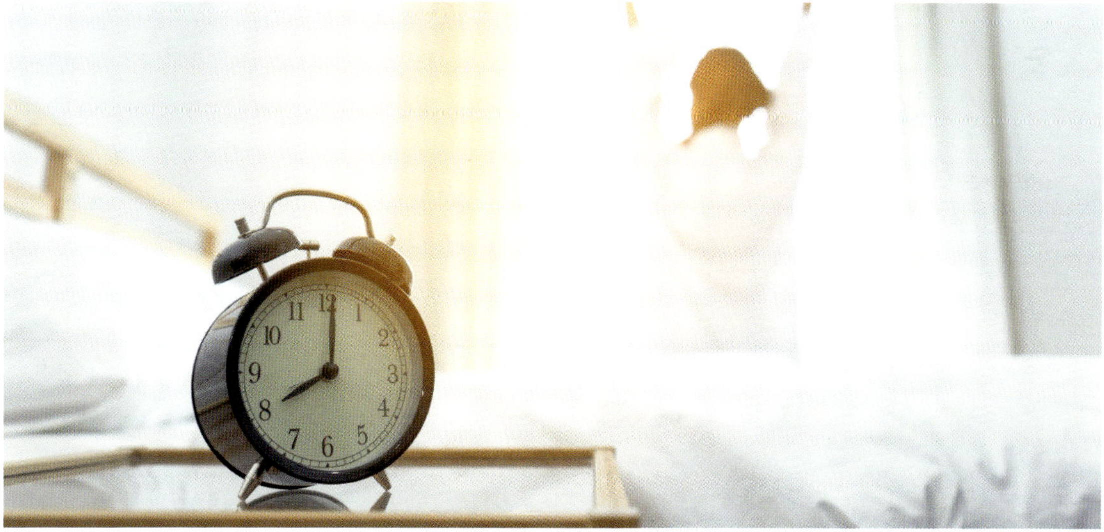

angreifen. Das Patchwork der Forschung konnte einzelne Abläufe dieser Neuroinflammation aufklären und die Wirkung der einzelnen Komponenten der Entzündung darstellen. Die Ergebnisse bestätigen die zentrale Rolle des Melatonins für die MS.

Obwohl dieses Konzept biochemisch untermauert werden konnte, kann es allerdings keineswegs als alleinige Ursache angesehen werden.

Noch beruhen die meisten dieser Erkenntnisse auf den Ergebnissen von Tierversuchen. So auch der Nachweis, dass durch die Gabe von Melatonin die MS in einem Mausmodell gebessert werden konnte. Allerdings wurde an menschlichen Blutzellen gezeigt, dass Melatonin und NAS antioxidative und antientzündliche Wirkungen haben und die Kraftwerke der Zellen (Mitochondrien) regulieren.

Ebenso ist bewiesen, dass bei MS-Betroffenen, wie auch bei vielen anderen neurodegenerativen Entzündungserkrankungen, die normale Produktion von Melatonin gestört ist.

Auch epidemiologische Untersuchungen unterstützen das Konzept. Schichtarbeiter erkranken häufiger an MS, als Personen mit natürlichem Schlaf-Wach-Rhythmus.

Bei entzündlichen Erkrankungen wie MS kann daher die Supplementierung mit Melatonin am Abend eine Option sein.

Als Richtdosis kann die Gabe von 0,3 bis 1 mg Melatonin abends eine Stunde vor dem Zubettgehen gelten. Aber auch hier gilt Vorsicht: höhere Dosen von Melatonin können den Schlaf stören.

B-Vitamine

Die acht B-Vitamine sind im Körper für zahlreiche Stoffwechselfunktionen zuständig. Sie bessern neurologische Symptome und unterstützen unter anderem die Konzentration und normale geistige Leistungsfähigkeit. Besonders ist hier Pantothensäure zu nennen, aber auch die in Tabelle 11 (↑ S. 58) beschriebenen Vitamine.

Für die Energiebereitstellung, auch im Gehirn, sind die Vitamine B1, B2, B3, B5, B6, Biotin, B12 wichtig. Sie tragen zu einem normalen Energiestoffwechsel bei. Da die B-Vitamine häufig eng zusammenwirken ist es wichtig, mit allen acht gleichermaßen ausreichend versorgt zu sein.

Zu beachten ist die relativ kurze Halbwertszeit der wasserlöslichen B-Vitamine. Eine Ausnahme bildet das Vitamin B12, das mit der Nahrung bei einer entzündungshemmenden Kost nicht ausreichend aufgenommen werden kann. Hier kann man an eine Supplementierung denken.

Tipp: Am besten täglich

Die wasserlöslichen Vitamine, zu denen auch die B-Vitamine zählen, werden vom Körper üblicherweise kaum gespeichert. Daher ist eine regelmäßige oder sogar tägliche Aufnahme der B-Vitamine wichtig. Leider sind vor allem tierische Produkte wie Fleisch, Fisch, Eier und Milch gute Lieferanten für B-Vitamine. Aber auch Vollkornprodukte, Cerealien und Hülsenfrüchte enthalten B-Vitamine. Nur Vitamin B12 kommt ausschließlich in tierischen Produkten vor. Daher sollten Personen, die wenig bzw. kein Fleisch oder Fisch essen, Vitamin B12 ergänzen.

Tabelle 11: Der Vitamin B-Komplex umfasst die folgenden acht wasserlöslichen Vitamine

Vitamin	Wirkung	Vorkommen	Halbwertszeit*
B1 (Thiamin)	bessert neurologische Störungen, Empfindungsstörungen, Fußbrennen, Muskelschmerzen, Koordinationsstörungen, Müdigkeit, Konzentrationsmangel, Merkfähigkeit, Depression, unterstützt Herz und Kreislauf	in tierischen und pflanzlichen Lebensmitteln, wird aus pflanzlichen Lebensmitteln besser aufgenommen, reichlich in Blumenkohl, Broccoli, Grünkohl, Möhren, Tomaten, Weizenkleie	9 bis 18 Tage (individuell und abhängig von der Höhe des Blutspiegels
B2 (Riboflavin)	verhindert trockene und schuppende Haut	wie B1	Wochen
B3 (Niacin)	äußerst wichtig für den Energiestoffwechsel, auch im Gehirn	Fische, wie Lachs, Hering, Kabeljau, Sardine, in Gemüsen (s. B1) und Salaten (Chicorée, Kopfsalat), Früchten (Erdbeeren, Pfirsich), Cerealien (ungeschälter Reis)	kann vom Menschen aus einem Eiweißbaustein (Tryptophan) gebildet werden
B5 (Pantothensäure)	verhindert Degeneration zentraler Nervenbahnen (im Tierversuch), bessert die Konzentration und geistige Leistungsfähigkeit wie B1	wie B3	Mehrbedarf unter Stress, Halbwertszeit nicht bekannt
B6 (Pyridoxin)	wie B2, zusätzlich neurologische Störungen wie bei B1	wie B3, zusätzlich Banane	25 Tage
B7 (Biotin)	bessert Hautsymptome wie B2, zusätzlich psychische und neurologische Symptome wie B1	Früchte (bes. Erdbeeren, Aprikosen, Grapefruit), Gemüse und Fische wie B3	nicht bekannt
B9 (Folsäure)	ist an der Bildung von Melatonin beteiligt (↑ S. 54), verhindert Defekte des Neuralrohrs, aus dem sich im Embryo das Gehirn und das Rückenmark entwickeln	Getreidekeime und -kleie, Hülsenfrüchte, dunkelgrünes Blattgemüse wie Spinat, alle Kohlsorten, Petersilie, Gartenkresse, Salat, Tomaten, Obst (Apfelsinen, Erdbeeren, Bananen)	wenige Stunden bis etwa 8 Stunden
B12 (Cobalamin)	beeinflusst die Zellteilung und Blutbildung sowie die Funktion des Nervensystems	Leber, Hering, Forelle und fette Fische, Milch und Käse; Spirulina maxima, Nori enthält B12, das aber biologisch nicht aktiv ist	450–750 Tage

*Zeitspanne, in der die Konzentration auf die Hälfte abgesunken ist.

Sekundäre Pflanzenstoffe mit antioxidativer Wirkung

Als sekundäre Pflanzenstoffe bezeichnet man eine große und bunte Vielfalt an Substanzen unterschiedlichster Struktur. Sie alle haben jedoch zwei Dinge gemeinsam: Sie kommen natürlicherweise in pflanzlichen Lebensmitteln vor und alle werden mit gesundheitlich positiven Wirkungen in Zusammenhang gebracht, unter anderem auch einer antioxidativen.

Zu den bekanntesten sekundären Pflanzenstoffen gehören Polyphenole, Phytoöstrogene, Glucosinolate, Sulfide, Monoterpene, Saponine, Protease-Inhibitoren, Phytosterine und Lektine. Auch die schon beschriebenen Carotinoide gehören zu den sekundären Pflanzenstoffen. Tabelle 12 (↑ S. 60) gibt einen Überblick über mögliche gesundheitliche Wirkungen von sekundären Pflanzenstoffen mit antioxidativer Wirkung und zeigt Lebensmittel auf, in denen diese Substanzen enthalten sind.

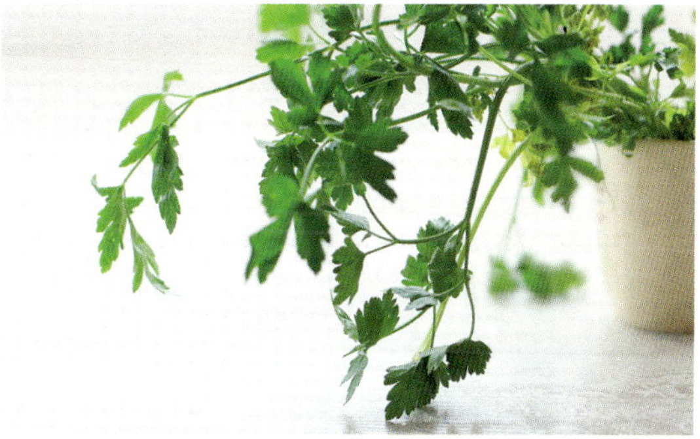

Hinweise auf die antioxidative Wirkung geben eine Reihe epidemiologischer Studien. Sie bestärken die Annahme, dass der Verzehr pflanzlicher Lebensmittel bzw. der darin enthaltenen sekundären Pflanzenstoffe, das Risiko für die Entstehung verschiedener entzündlicher Erkrankungen verringern kann (Watzl B, 2012).

Beweise für die potenziellen Wirkungen von sekundären Pflanzenstoffen konnten samt zugrunde liegender Mechanismen beim Menschen noch nicht einwandfrei erbracht werden. Ein noch ungelöstes Rätsel ist die bessere Wirkung von Obst und Gemüse verglichen mit den daraus extrahierten Pflanzenstoffen.

Tabelle 12: Sekundäre Pflanzenstoffe und mögliche Gesundheitseffekte

Sekundäre Pflanzenstoffe	z. B. enthalten in	Mögliche Gesundheitseffekte (vorwiegend Tier- und in-vitro Versuche)	Einfluss auf die Gesundheit beim Menschen (epidemiologische Studien)
Flavonoide	Äpfeln, Birnen, Trauben, Kirschen, Pflaumen, Beerenobst, Zwiebeln, Grünkohl, Auberginen, Soja, schwarzem und grünem Tee u.v.m.	antioxidativ antithrombotisch blutdrucksenkend entzündungshemmend beeinflussen das Immunsystem antibiotisch neurologische Wirkungen (verbessert kognitive Fähigkeiten)	Assoziation mit verringertem Risiko für bestimmte Krebskrankheiten und Herz-Kreislauf-Krankheiten
Phenolsäuren	Kaffee, Tee, Vollkornprodukten, Weißwein, Nüssen	antioxidativ	Assoziation mit verringertem Risiko für bestimmte Krebskrankheiten
Phytoöstrogene	Getreide und Hülsenfrüchten (z. B. Sojabohnen), Leinsamen	antioxidativ beeinflussen das Immunsystem	verbessern Blutgefäßfunktion und Blutdruck, klimakterische Beschwerden
Glucosinolate	allen Kohlarten, Rettich, Radieschen, Kresse, Senf	beeinflussen das Immunsystem antibiotisch antioxidativ	Assoziation mit verringertem Risiko für bestimmte Krebskrankheiten
Sulfide	Zwiebeln, Lauch, Knoblauch, Schnittlauch Duft- und Aromastoffen	antibiotisch antioxidativ antithrombotisch blutdrucksenkend cholesterolsenkend	Assoziation mit verringertem Risiko für bestimmte Krebskrankheiten, Herz- und Kreislauferkrankungen
Carotinoide	Karotten, Tomaten, Paprika, grünem Gemüse (Spinat, Grünkohl), Grapefruit, Aprikosen, Melonen, Kürbis	antioxidativ beeinflussen das Immunsystem entzündungshemmend	Assoziation mit verringertem Risiko für Herz-Kreislauf-Krankheiten und altersbedingten Augenkrankheiten

Quelle: Nach Deutsche Gesellschaft für Ernährung e.V. 2015

Neuere Untersuchungen haben gezeigt, dass die wirksamen Antioxidantien in der Pflanze wie Lutein, Resveratrol, Genistein oder Daidzein sich gegenseitig unterstützen und viel wirksamer sind, als die Supplementierung eines dieser Wirkstoffe in Megadosen.

Über Jahrmillionen hat die Pflanze einen optimalen Schutz gegen die Oxidation durch das Sonnenlicht erprobt. Das kommt uns heute zugute. Vieles spricht dafür, dass die schützenden Wirkungen letztlich dem gesamten, komplexen Spektrum der in Nahrungspflanzen vorhandenen Inhaltsstoffe zu verdanken ist.

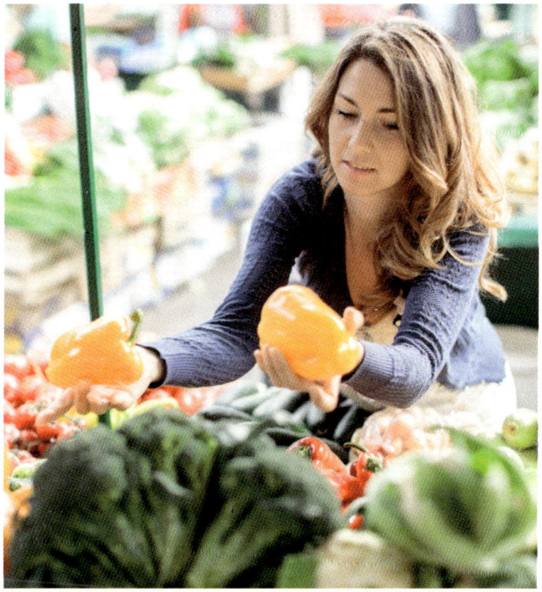

Tipp

Sofern keine medizinische Notwendigkeit besteht, sollten Sie auf kostspielige Nahrungsergänzungsmittel verzichten und das Geld lieber in marktfrisches, ausgereiftes und regionales Saisongemüse und Obst investieren. Südfrüchte müssen oft einen langen Transport überstehen und werden deshalb unreif geerntet.

Die oben aufgezählten schützenden Pflanzenstoffe benötigt aber vor allem die reife Frucht. In der unreif geernteten Frucht sind sie nur in geringer Menge enthalten. Im Winter und wenn es schnell gehen muss, sind tiefgekühlte Rohgemüse eine sehr gute und preisstabile Alternative. Denn egal wie: Lecker und wertvoll sind Gemüse, Obst und Co. allemal. Sekundäre Pflanzenstoffe sind ein Grund mehr, Beilagen zur Hauptspeise zu machen.

Psoralen

Einige Studien deuten darauf hin, dass der Wirkstoff Psoralen eine Besserung des Verlaufs bei Multipler Sklerose bewirken kann. Psoralen (5-Methoxypsoralen) hemmt den Kaliumtransport und kann Nervenfasern, wenn sie noch nicht ganz unterbrochen sind, wieder leitfähig machen. Anwendungsstudien mit psoralenreichem Gemüse oder Tee haben erste Erfolge bei Patienten mit Multipler Sklerose gezeigt (Bünger und Koppenhöfer, 1996). Die erforderliche Dosis liegt bei etwa 20 mg pro Tag (↑ Tabelle 13).

Tabelle 13: Psoralengehalt einiger Pflanzen und Teesorten

Pflanze	Psoralen (mg/100 g)
Fenchel	0,5
Petersilie	0,8
Sellerie	1,4
Pastinaken	bis zu 43
Tee	
Angelika (Wurzel)	bis zu 100
Gartenraute (Ruta-Tee)	bis zu 223

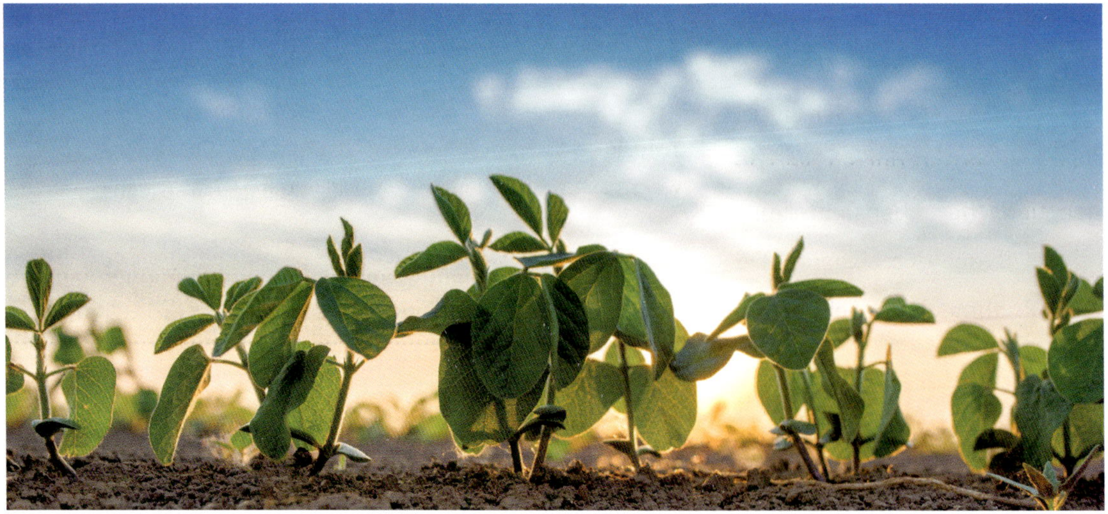

Spurenelemente: Kupfer, Selen, Zink

Spurenelemente sind wichtige Bestandteile antioxidativ wirksamer, entzündungshemmender Enzyme. Eine optimale Versorgung mit Kupfer, Selen und Zink (↑ Tabelle 14) verbessert die Wirksamkeit dieser Enzyme deutlich.

Der Selengehalt von Pflanzen hängt von dem Selengehalt des Bodens ab, auf dem sie wachsen. In Deutschland ist der Selengehalt des Bodens meist gering, sodass die darauf wachsenden Pflanzen das Spurenelement nicht ausreichend anreichern können. Deshalb enthalten pflanzliche Lebensmittel aus Deutschland nur geringe Mengen Selen.

Die durchschnittliche tägliche Aufnahme von Selen mit der Nahrung liegt in Deutschland bei etwa 50 µg. Bei chronischen entzündlichen Erkrankungen ist der Tagesbedarf jedoch höher, so dass diese Patienten regelmäßig zu niedrige Blutspiegel aufweisen.

Sehr gute Selenquellen aus der Nahrung sind Fisch bzw. Meeresfrüchte. Auch einige Nahrungspflanzen können Selen sehr effizient anreichern und eignen sich gut, um zur Versorgung mit Selen beizutragen, allen voran Kokos- und Paranüsse, aber auch Pilze und Hülsenfrüchte wie z. B. Linsen.

Da Futtermittel mit Selen angereichert werden dürfen, versorgen tierische Lebensmittel uns in der Regel ausreichend. Da die Aufnahme dieser Lebensmittel aber bei MS eingeschränkt werden soll, müssen Betroffene besonders auf die ausreichende Versorgung mit Selen achten.

Tabelle 14: Empfohlene Tageszufuhr der Spurenelemente für gesunde Erwachsene und Patienten mit entzündlichen Erkrankungen (DGE 2017)

	Gesunde	MS-Patienten	
		geringe Aktivität	hohe Aktivität
Kupfer	1,5 mg	1,5 mg	1,5 mg
Selen	60,0 µg (Frauen) / 70,0 µg (Männer)	100,0 µg	150,0 µg
Zink	10,0 mg	15,0 mg	20,0 mg

Klinische Untersuchungen deuten darauf hin, dass zusätzliche (nicht zu hohe) Selen- und Zinkgaben den Verlauf von Autoimmunerkrankungen verbessern können.

Selen scheint eine besondere Bedeutung zu haben, weil es die Vitamin E-Wirkung verstärkt und als Bestandteil der Glutathionperoxidase, die Beseitigung der überflüssigen Sauerstoffradikale sehr wirksam unterstützt.

Bitte beachten Sie, dass die Nahrungsergänzung mit Selen-Kapseln oder Ähnlichem nicht unkontrolliert, sondern stets streng nach Dosierungsempfehlung und in Absprache mit dem behandelnden Arzt erfolgt.

Die Supplementierung mit Selen soll die mit rund 50 µg (millionstel Gramm) in Deutschland sehr niedrige Versorgung auf 100 µg erhöhen, so dass in der Remission 50 µg und während des Schubes 100 µg empfohlen werden.

Denn Vorsicht: Selen ist das Spurenelement mit der größten Gefahr für unerwünschte Wirkungen. Werden dauerhaft mehr als 300 µg Selen zugeführt, so ist mit ernsten Nebenwirkungen wie Insulinmangel und Herzmuskelschwäche zu rechnen.

Selen, Kupfer und Zink gehören zu den Spurenelementen, das bedeutet, dass sie nur in sehr geringen Mengen im Körper vorkommen und daher in Form von Selenhefe oder anderen Präparaten leicht überdosiert werden können. Auch scheinbar harmlose, natürliche Produkte können falsch angewendet einen gesundheitlichen Schaden anrichten. Kein Risiko bezüglich einer übermäßigen Zufuhr haben Sie zu befürchten, wenn Sie im Rahmen einer ausgewogenen Mischkost regelmäßig Lebensmittel genießen, die reichlich Kupfer, Zink und Selen enthalten.

Tipp:

Toppen Sie morgens Ihr Müsli mit Sonnenblumenkernen oder Kokosnuss und knabbern Sie zwischendurch Paranüsse oder Pistazien.

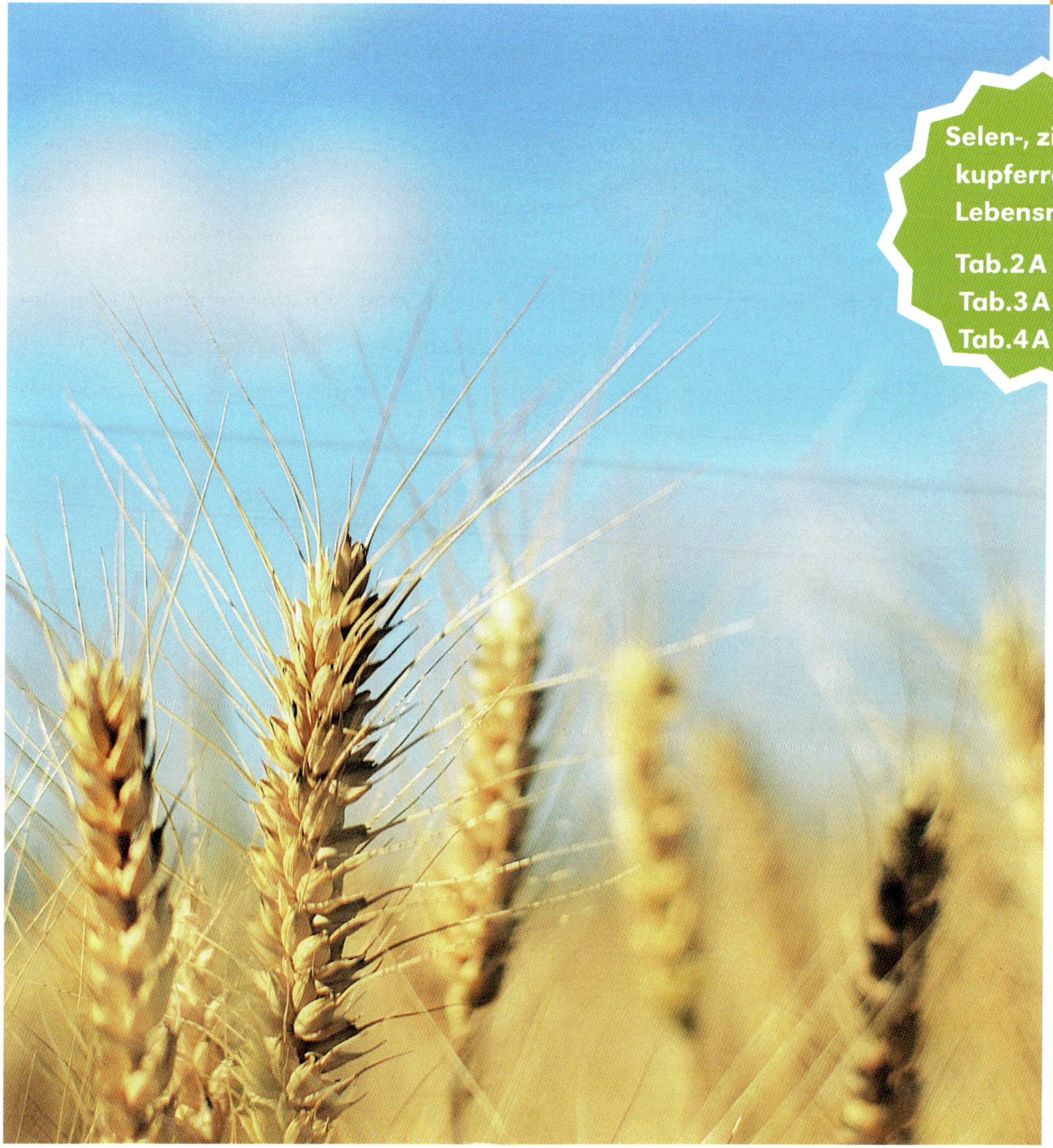

Selen-, zink- & kupferreiche Lebensmittel

Tab.2 A S.92;
Tab.3 A S.93
Tab.4 A S.94

Entzündungsverstärker: Eisen, Alkohol, Zigarettenrauchen, Stress

Eisen hat bei entzündlichen Erkrankungen eine besondere Bedeutung. Oft wird aus den Blutbefunden ein Eisenmangel vermutet, denn chronisch Kranke leiden oft unter einer Blutarmut. Die ist aber nicht einem Eisenmangel in der Kost, sondern einer Umverteilung des Eisens aus der Nahrung geschuldet.

Das Eisen aus der Nahrung wird zur Entzündung geleitet und feuert den Entzündungsprozess an. Die Blutbildung hat dann das Nachsehen. Wird in dieser Situation unter der falschen Annahme eines Eisenmangels Eisen zusätzlich verordnet, so verstärkt es die Entzündung und belastet den Organismus.

Der wichtigste Beitrag zur Eingrenzung der täglichen Eisenaufnahme ist mit einer fleischarmen Ernährung bereits erreicht. Achten Sie weiterhin darauf, dass Sie nicht unbeabsichtigt Nahrungsergänzungsmittel oder angereicherte Lebensmittel mit Eisen-Zusatz einkaufen, sofern bei Ihnen nicht ein wirklicher Eisenmangel oder ein Eisenmangelrisiko nachgewiesen ist.

Wie stets in allen Fragen der Nahrungsergänzung, sind auch hier Arzt oder Ernährungsfachkraft Ihre verlässlichen Ansprechpartner.

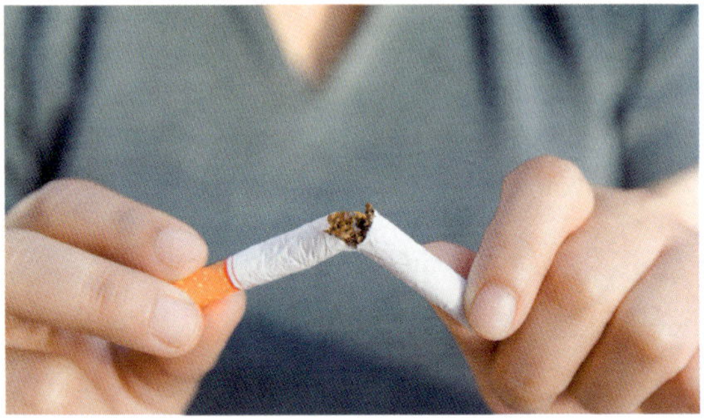

Alkohol – ein Seelentröster?

Ein Glas Bier oder Rotwein hin und wieder empfinden viele Menschen als wohltuend. Gleichermaßen kann es ein großes Bedürfnis sein, bei besonderen Anlässen mit einem Glas Sekt anzustoßen.

Doch wenn Wein, Bier und Sekt auch positive Inhaltsstoffe wie Antioxidantien enthal-

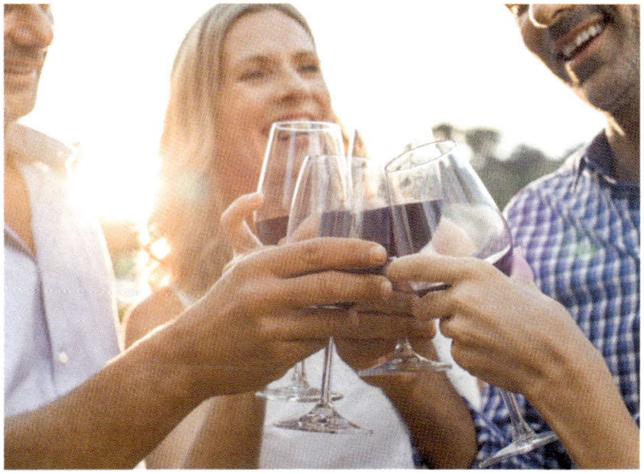

Tipp:

Die Vorteile von Rotwein können Sie auch in Form eines Gläschens Traubensaft genießen. Auch zum Anstoßen muss es heute längst nicht mehr zwingend Orangensaft oder gar pures Mineralwasser sein.

ten, können diese niemals die schädlichen Wirkungen von zu viel Alkohol aufheben. Es gilt deshalb hier besonders Maß zu halten.

10 g Alkohol für die Frau und 20 g Alkohol für den Mann sind die als langfristig unschädlich bezeichnete Menge. Dies entspricht einem viertel Liter Wein für die Frau und einem halben Liter Bier beim Mann.

Trinken Sie daher nur sehr selten und kleine Mengen – und: ausschließlich nur, wenn Sie es möchten. Lassen Sie sich nicht durch die Wünsche anderer Menschen bedrängen, sondern wägen Sie sehr gut ab und entscheiden Sie dann selbst, ob, was und wie viel Sie trinken möchten.

In jedem gut sortierten Supermarkt erhalten Sie heute prickelnde Fruchtseccos oder alkoholfreien Sekt. Beide eignen sich zum Feiern oder als Begleiter zu einem schönen Essen. Auch die große Vielfalt durchaus geschmackvoller, alkoholfreier Biersorten, die mittlerweile erhältlich sind, kann sich heutzutage sehen lassen. Gönnen Sie sich also eine schöne Alternative. Die Devise lautet: Genuss muss sein, Alkohol jedoch nicht.

Zigarettenrauchen

Noch schädlicher als mäßiger Alkoholkonsum wirkt das Zigarettenrauchen. Die dabei entstehenden Sauerstoffradikale verstärken die Entzündung, indem sie die Immunreaktion anfeuern. Weniger das Nikotin als vielmehr die bei der Verbrennung entstehenden Sauerstoffradikale schädigen die Gefäße, das Gehirn und die Knochen. Deshalb ist auch der Passivraucher gefährdet, der zwar selbst kein Nikotin inhaliert, sondern nur die vom Raucher produzierten Sauerstoffradikale einatmet.

Guter und schlechter Stress

Nicht zu vernachlässigen ist auch der ungünstige Einfluss von Stress, der alle oxidativen Vorgänge, z. B. über hormonelle Faktoren, verstärken kann. Dabei ist das produzierte Stresshormon eigentlich ein Heilmittel bei MS, das Ihnen sehr gut bekannt ist: Cortison. Cortison ist einer der Gegenspieler des vorher beschriebenen Melatonins.

Wenn gegen Morgen das Melatonin abfällt, steigt das Cortison im Körper an. Es erhöht den Blutdruck und stellt in Form von Zucker und Fett die Energie für einen aktiven

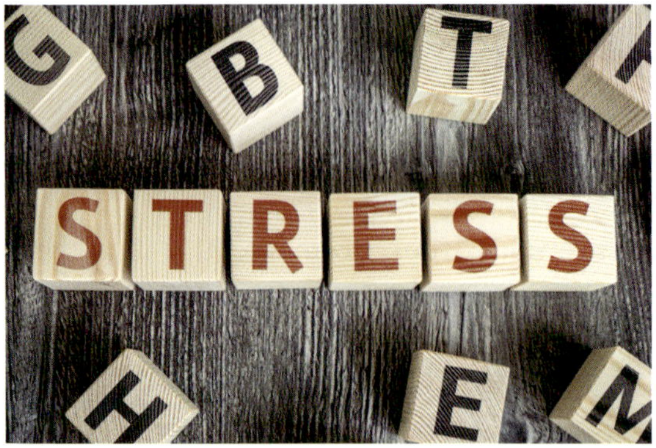

Tag bereit. Man hat das früher den „guten Stress“, den „Eustress“ genannt und das stimmt auch heute noch.

Aber Cortison wird auch in Notfallsituationen in noch größeren Mengen vom Körper produziert. Wenn wir also durch Angst, Unlust, Schmerzen, Partnerschaftsprobleme, Streit oder Verlust in Not geraten, so wird besonders viel Cortison gebildet, das dann den Blutdruck ansteigen lässt und erhöhten Blutzucker (Diabetes) und erhöhte Blutfette (Hyperlipidämie) verursacht. Mit fatalen Folgen für Gefäße, Nerven und Gehirn. Eine gesunde Lebensweise ist daher für den Patienten mit Multipler Sklerose besonders wichtig.

Praktische Ratschläge für eine antientzündliche Kost

- Die wichtigste Maßnahme für die antientzündliche Ernährung ist eine arachidonsäurearme Kost. Daher gilt es vor allem auf tierische Fette zu achten. 70 % unserer Fettzufuhr machen „versteckte" Fette aus. Durch sie nimmt man oft unbewusst große Mengen Arachidonsäure zu sich. Sie finden sich insbesondere in Wurst, Käse, Milchprodukten wie Sahnequark, Zubereitetem mit Eigelb sowie in Kuchen, Keksen, Backwaren, Saucen und Mayonnaisen. Die Fette sind nicht immer sichtbar. Oft würde man deren Mengen niemals in dem Produkt vermuten.
- Der Arachidonsäure-Anteil von Milch ist gering und kann durch die Verwendung von fettarmen Produkten (Joghurt o.ä. Fettgehalt bis 1,5–1,8 % oder Quark o.ä. bis 20 % Fett i.Tr.) weiter gesenkt werden.
- Ein völliger Verzicht auf Fleisch ist nicht erforderlich, denn Fleisch liefert auch eine Reihe wertgebender Inhaltsstoffe wie wertvolles Eiweiß, B-Vitamine, Eisen und Spurenelemente. Der Bedarf kann in der Regel bereits mit zwei Fleischmahlzeiten pro Woche gedeckt werden. An den übrigen Tagen der Woche werden vegetarische Gerichte empfohlen, um die Arachidonsäure-Zufuhr niedrig zu halten.

Die drei Säulen der antientzündlichen Maßnahmen

Entzündungshemmende Kost:

1. Verminderung der entzündungsfördernden Arachidonsäure im Körper durch pflanzenbasierte bzw. vegetarisch orientierte Kost.
2. Regelmäßige Zufuhr von entzündungshemmenden Fettsäuren (α-Linolensäure, γ-Linolensäure, Eicosapentaensäure): wenig über längere Zeit ist besser als viel auf einmal.
3. Regelmäßige Aufnahme von Antioxidantien, die die Bildung entzündungsfördernder Eicosanoide verhindern.

- Eine entzündungsfördernde Wirkung durch Eisen oder eine Überschreitung des Tagesbedarfes ist bei pflanzlichen Lebensmitteln nicht zu befürchten. Gute pflanzliche Eisen-Quellen sind z. B. Hirse, Kichererbsen oder Vollkornprodukte. Zur Verbesserung der Eisenaufnahme sollten Sie keinen Kaffee, Grün- oder Schwarztee zum Essen trinken und Vitamin-C-reiches Obst und Gemüse zu sich nehmen. So besteht bei fleischarmer Ernährung normalerweise kein Risiko für einen Eisenmangel.
- Bei der Einschränkung von Wurst als Brotbelag helfen Quark, Käse wie auch pflanzliche Brotbeläge oder Aufstriche, wie z. B. Hummus oder vegetarische Pasteten. Aus Linsen, weißen Bohnen oder Kichererbsen sind beispielsweise mit etwas Gemüse, Sonnenblumenkernen, Nüssen, Gewürzen und Pflanzenöl im Handumdrehen leckere und preiswerte Aufstriche gezaubert.
- Vitamin E nehmen Sie zu sich, indem Sie z. B. Weizenkeimöl für Salat-Dressings oder Dips verwenden. 10 g (ca. 2 TL) enthalten 21 mg Vitamin E (α-Tocopherol). Auch Raps- und Sojaöl sind gute Vitamin E Lieferanten. In der Küche ersetzen Sonnenblumenkerne (rund 4 mg Vitamin E pro 10 g bzw. 2 TL) als preisgünstige Alternative Nüsse als Topping für Müslis oder Salate, dienen für die Zubereitung von Pestos oder als Krokant für Desserts oder Kuchen. Ein weiteres Plus: Auch für Nuss-Allergiker sind Sonnenblumenkerne meist verträglich.
- Wer keinerlei industriell hergestellte Produkte essen möchte, kann sich leckere Bratlinge aus Gries, Getreidekörnern und Flocken zubereiten, wie z. B. aus Bulgur, Grünkern, Haferflocken, Quinoa, Gemüse, Nüssen oder Kernen und Gewürzen. Eine schöne Bindung erreichen Sie mit Hilfe von Schmelzflocken, Hülsenfrüchten oder Kartoffelmasse auch ohne Bindemittel.
- Wer auf Hausgemachtes verzichten kann, greift ins Kühlregal im Supermarkt. Experimentierfreudige finden dort vegetarische oder vegane Wurst- oder Käsealternativen für jeden Geschmack. Fleisch-, Fisch- oder

Würstchen-Ersatz hält der Handel bereit. Längst nicht alle enthalten unerwünschte Zusatzstoffe. Auskunft gibt stets die Zutatenliste. Eine gute Orientierung sind Bio-Siegel oder Bioverbandssiegel, da Bio-Produkte viele kritische Zusatzstoffe erst gar nicht enthalten dürfen und daher in der Regel kürzere Zutatenlisten aufweisen.

- Wem Tofu zu geschmacksneutral ist, der kann ihn in eine Marinade einlegen, z. B. in Sojasauce. Man kann allerdings auch gleich zu einer der vielfältigen geräucherten, gewürzten oder mit bunten Zutaten verfeinerten Tofu-Varianten greifen – ein Versuch lohnt sich!

Wenn Kauen und Schlucken schwierig werden, gilt trotzdem: Nicht ohne Obst & Gemüse!

Die gute Nachricht gleich vorweg: Obst und Gemüse sind immer wertvoll! Ob man es gedünstet, püriert bzw. passiert oder als Saft verzehrt, darüber entscheiden letztlich nur die Vorlieben und Möglichkeiten. Für viele

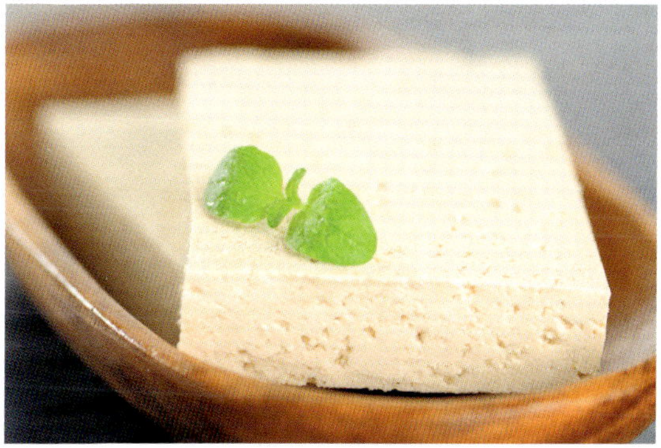

Menschen sind Gemüse oder Früchte in roher oder knackig gegarter Form nicht (mehr) verträglich. Die Gründe dafür sind zahlreich. Bei Multipler Sklerose können es auch Einschränkungen beim Kauen oder Schlucken sein, von denen viele Ältere betroffen sind. Ganz davon abgesehen, mögen viele Menschen rohes oder kurz und knackig gegartes Gemüse schlichtweg nicht.

Auch weil das Gerücht weit verbreitet ist, dass mit Kochen oder Pürrieren alle Nährstoffe verloren gehen, lassen viele Betroffene Obst und Gemüse ganz weg. Dies stimmt so nicht. Fakt ist: Auch, wenn gewisse Vitaminverluste bei Erhitzung oder Verarbeitung unvermeidlich sind, bleiben immer noch Vitamine und ande-

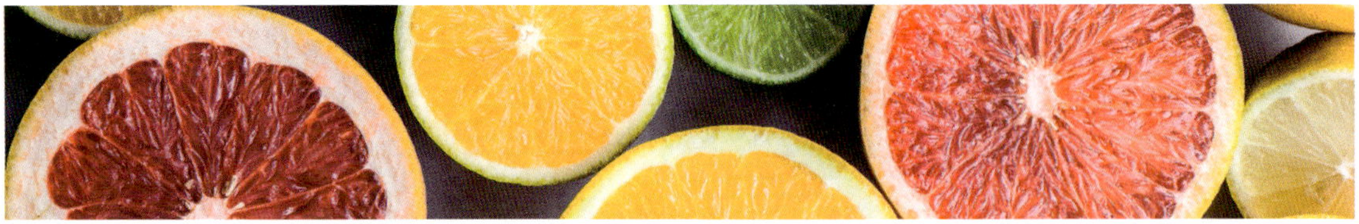

re wertgebende Inhaltsstoffe im Obst und Gemüse erhalten! Ganz abgesehen davon, sind Ballaststoffe und Mineralstoffe stets hitzestabil und tragen trotz Kochen und Zerkleinerung zur Gesunderhaltung bei.

Völlig daneben liegt der Mythos vom „tot gekochten" Gemüse bezüglich der sekundären Pflanzenstoffe. Denn durch Erhitzen und Zerkleinern werden die Zellen aufgeschlossen und die Verwertbarkeit verbessert sich. Eindeutig gezeigt ist dies z. B. für Lycopin. Daher lautet die Empfehlung:

- Mehrmals täglich Obst- und Gemüse, idealerweise etwa zur Hälfte roh (z. B. Stückobst, Fruchtsalat, Rohkost oder Salat) und zur Hälfte gekocht bzw. gedünstet. Sofern Obst und Gemüse z. B. aufgrund von Kau- oder Verdauungsbeschwerden in roher Form nicht vertragen werden, können frisch zubereitete Kaltschalen, Smoothies oder auch Gemüse- und Obstsäfte zur Deckung des Vitamin-C-Bedarfs beitragen.
- Nicht zuletzt spielt der Anbau bei Obst und Gemüse eine Rolle für den Nährstoffgehalt. Am vitaminreichsten ist in der Regel Freilandware, die reif geerntet wurde. Sehr bequem erhalten Sie diese Qualität durch Bezug von Saisonware im Abonnement, z. B. als „Gemüsekiste", wie sie vielerorts angeboten wird.
- Nicht ganz so komfortabel, aber hinsichtlich Qualität ebenso empfehlenswert, ist der Einkauf auf dem Wochenmarkt oder direkt ab Hof. Ansonsten empfiehlt sich, wie auch außerhalb der Saison, tiefgekühltes Gemüse. Dieses ist hinsichtlich des Nährstoffgehalts in der Regel, gegenüber tagelang gelagerter oder importierter Ware im Vorteil.

Praktische Tipps für die Küche

- Achten Sie in der Küche auf eine lichtgeschützte, kühle und möglichst kurze Lagerung sowie eine schonende Verarbeitung von Obst und Gemüse.
- Waschen Sie Gemüse zunächst im Ganzen und zerkleinern Sie es erst dann, möglichst kurz vor der Zubereitung bzw. dem Essen.
- Garen Sie Gemüse in wenig Wasser bei hohen Temperaturen, dafür möglichst kurz und mit geschlossenem Deckel.
- Verwerfen Sie die Garflüssigkeit möglichst nicht, sondern nutzen Sie diese zur Zubereitung von Soßen oder Dressings. Im Sud stecken wertvolle Mineralstoffe, die beim Garen aus dem Gemüse austreten.
- Verzichten Sie, so oft es geht, auf das Vorkochen oder Warmhalten, sondern bereiten Sie Gemüsegerichte, Obstsalate, Smoothies usw. zum sofortigen Verzehr zu.
- Eine andere Möglichkeit ist es, Zubereitetem, wie z. B. Quarkspeise oder Nudelsoße, erst kurz vor dem Verzehr frisch geschnittenes Obst oder Gemüse zuzugeben.
- In gleicher Weise lassen sich übrigens auch alle Fertigprodukte oder -gerichte wie Nudelsoßen, Pfannengerichte oder Pizza doppelt aufwerten: Mit Nährstoffen, aber auch kulinarisch. Denn mit frischen Zutaten schmeckt's einfach immer besser.

Fischappetit trotz Überfischung und Schadstoffbelastung?

Fische, besonders die fettreichen Arten, wie Makrele, Hering und Lachs, sind nahezu die einzige Quelle für die entzündungshemmende Eicosapentaensäure (EPA) in unserer Kost.

- Zwei Fischmahlzeiten pro Woche haben sich bei Patienten mit Arteriosklerose als wirksam erwiesen. Mit Fisch werden zudem wertvolles Eiweiß, Jod und Spurenelemente sowie bei fettreichen Arten, wie Hering oder Makrele auch Vitamin D zugeführt.

Vielen Menschen haben sowohl die modernen Fischerei-Methoden, als auch die in den Medien betonte Belastung der Fische mit Schwermetallen oder Dioxinen den Appetit auf Fisch gründlich verdorben.

Es sind nicht alle Fische belastet und die Kontrollen innerhalb der EU haben sich von Jahr zu Jahr verbessert. Das hat die Deutsche Gesellschaft für Ernährung (DGE e.V.)

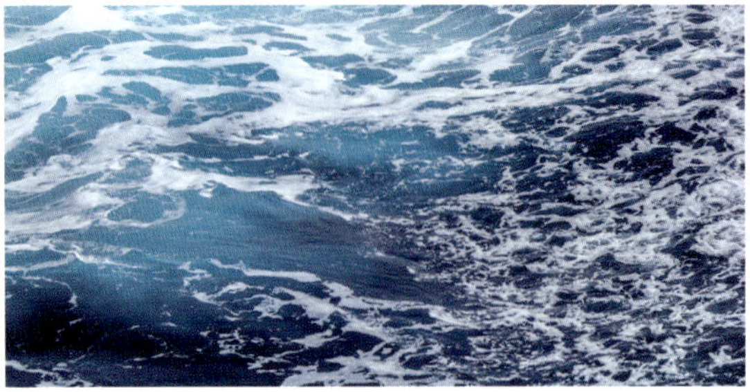

zu der Aussage veranlasst, dass sie für die lebenslang empfohlenen zwei Fischmahlzeiten pro Woche kein Risiko sieht. Wer auch dieses Risiko vermeiden will, könnte die folgenden Anregungen beachten:

Raubfische ernähren sich von Fischen und verspeisen so die in den Fischen angefallenen Schadstoffe, wie Quecksilber, Cadmium und Dioxine. Je älter der Raubfisch wird, umso mehr Schadstoffe hat er angereichert. Meeresfische haben zudem den Nachteil, dass Quecksilber in ihnen besonders langlebig ist, da es sich mit dem Meersalz zu schwerlöslichen Substanzen verbindet. Der mögliche Quecksilber-, Schwermetall- oder Dioxingehalt ist in den Raubfischen aus dem Meer wie der Makrele um mehr als 100-fach höher als bei Friedfischen, die sich mit Meerespflanzen, Schnecken und Würmern oder Plankton begnügen.

- Wenn Sie also das bestehende Restrisiko vermeiden und sich trotzdem gesund ernähren möchten, empfehlen wir Ihnen den Hering. Er hat einen hohen Anteil an Eicosapentaensäure. Daher genügt ein Hering pro Woche für die Versorgung. Zudem ernährt er sich von Plankton, weshalb er, anders als die Raubfische, kein Quecksilber akkumuliert.
- Friedfische wie Zander, Karpfen, Renken und Barbe können Sie unbedenklich essen, ebenso Süßwasserfische aus einer artgerecht betriebenen Fischzucht. Bei diesen Fischen ist zwar der Gehalt an Eicosapentaensäure etwas geringer (s. Tab. 1A), aber eben auch der Schadstoffgehalt.
- Sollten Sie sich für Lebertran entscheiden, so können Sie bei den mit DAB (Deutsches Arzneimittelgesetz) bezeichneten Produkten sicher sein, dass diese schadstofffrei sind. Fischölkapseln enthalten keine Schadstoffe, da diese beim Produktionsprozess entfernt werden.

Tipps:

Wenn Sie sicher eine Belastung mit Schadstoffen vermeiden wollen, so wählen Sie einen Hering pro Woche. Er ist ausreichend für die Versorgung mit den wichtigen Omega-3 Fettsäuren. Als zweite Fischmahlzeit wählen Sie einen Friedfisch wie Zander, Renke, Barbe oder Karpfen.

Um auch den Fischverweigerern eine Alternative zu bieten, ist die Lebensmittelbranche fieberhaft auf der Suche nach Nahrungsmitteln, die Fisch bzw. Fischöl ersetzen können. Als einzige Alternative bietet der Handel aktuell Produkte aus maritimen Mikroalgen in Form von Nahrungsergänzungsmitteln an. In der EU sind derzeit Schizochytrium und Ulkenia Sp. als neuartige Lebensmittel (sogenanntes Novel Food) für die menschliche Ernährung zugelassen.

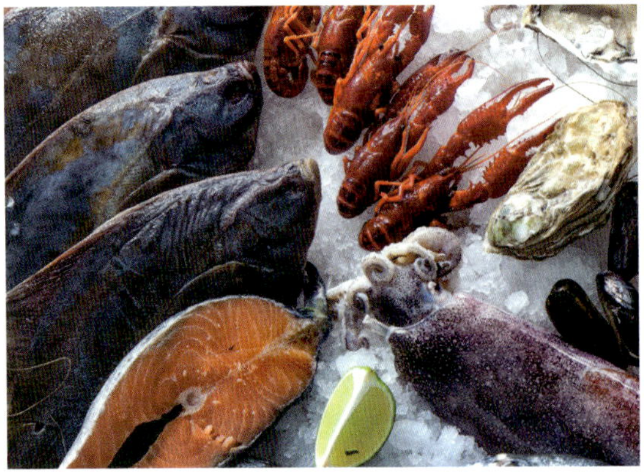

Jenseits von Kapseln oder ähnlichen Supplementen führt also (noch) kein Weg an Fisch und damit an einem hohen Qualitätsbewusstsein beim Einkauf vorbei. In den letzten Jahren ist auch deutlich geworden, dass zur Entzündungshemmung neben EPA andere Fettsäuren der Fische (Docosahexaensäure, Docosapentaensäure) ebenfalls günstige Wirkungen auf den Entzündungsprozess haben. Weitere im (See-)Fisch enthaltene wertgebende Inhaltsstoffe sind z. B. Vitamin D, Jod und hochwertiges, bekömmliches Eiweiß.

- Viele Menschen scheuen Fisch aufgrund der Gräten, die insbesondere für Menschen mit Schluckbeschwerden gefährlich werden können. Abhilfe schaffen Rezepte, in denen Fisch passiert wird, wie z. B. Fischklößchen oder Pasteten. Der etwas höhere Aufwand lohnt sich in jedem Fall.
- Außerdem hält der Handel sichere Produkte wie fertige Aufstriche aus (fettreichem) Fisch bereit. Den Karpfen können Sie im Fischladen entgräten lassen, das funktioniert ausgezeichnet.

Alternativen zu Fisch

- Sojagerichte können zwar den Fisch gerade zu Beginn der antientzündlichen Ernährung nicht ersetzen, sie liefern aber α-Linolensäure, die Vorstufe der Eicosapentaensäure (↑ S. 26).
- α-Linolensäure ist auch in Sojaöl, Leinöl und Rapsöl enthalten. Daher unterstützt die Verwendung dieser Pflanzenöle die entzündungshemmende Wirkung der Kost.

Eine einseitige Kost ist immer ungünstig, besonders, wenn eine Erkrankung wie die MS eine ausgewogene Ernährung erfordert. Dazu gehört auch ein sinnvoller Umgang mit Linolsäure. Sie ist für die Zellen des Körpers, besonders die Blutzellen, ein wichtiger Baustein. Linolsäure hält die roten und weißen Blutzellen geschmeidig und ist für den Wasserhaushalt sowie für viele andere Funktionen der Zelle von Bedeutung. Sie wird vom Körper nur begrenzt und bei Bedarf zu Arachidonsäure umgesetzt.

Was können sogenannte „Superfoods" im Vergleich zu Fisch?

Zwar werden Chia, Avocado oder andere hippe Superfoods immer wieder als Lieferanten hochwertiger Fettstoffe angepriesen, doch tatsächlich kommen sie an die Qualität der Zusammensetzung von Fischölen nicht heran.

- So gesehen stellen Avocado, Tofu und Co. keine gleichwertige oder gar bessere Nahrung hinsichtlich hochwertiger

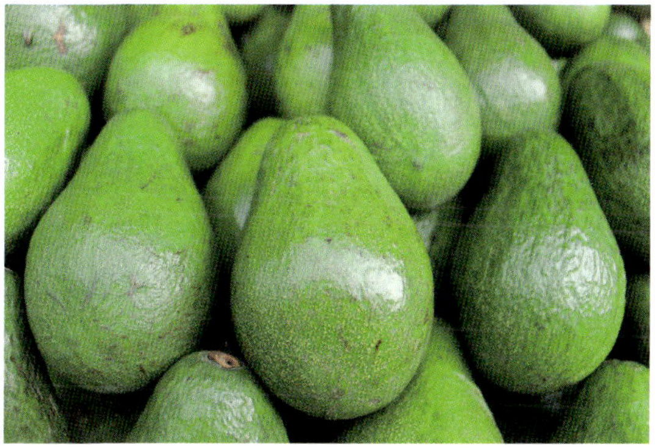

Fettsäuren dar, sondern sind vielmehr eine interessante Ergänzung. Sie können dabei helfen, weniger Butter, Wurst und Fleisch zu verzehren und bringen ihrerseits eigene Qualitäten mit sich.

- Die Ballaststoffe in Chiasamen können beispielsweise helfen, Verdauungsstörungen zu regulieren, jedoch nur unter der Bedingung, dass eine ausreichende Trinkmenge erreicht und die maximale Tagesmenge nicht überschritten wird. Halten Sie sich bei Chiasamen unbedingt an die Sicherheitshinweise auf der Packung.
- Ob mit oder ohne Superfood: Für eine gesundheitsförderliche Ernährung sind Ausgewogenheit, Vielseitigkeit und das

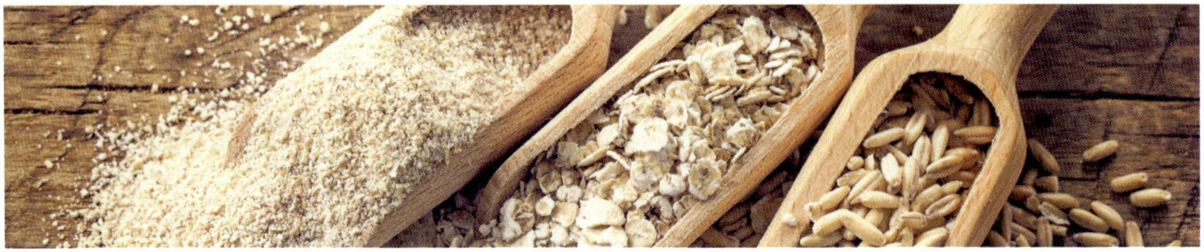

richtige Maß entscheidend und nicht das Weglassen oder der Verzehr vermeintlich „gesunder" Lebensmittel.

Antioxidantien

- Beim Kochen ist besonders auf eine schonende Zubereitung zu achten, um den Gehalt an Vitaminen und Spurenelementen zu erhalten. Abzuraten ist von leeren Energielieferanten wie Alkohol, weißem Mehl und Zucker.
- Die krankhaft gesteigerte Bildung der Entzündungsstoffe kann bei Bedarf adurch angereicherte Lebensmittel oder Nahrungsergänzung wie etwa Fischölkapseln vermindert werden.

Nahrungsergänzung

- Eine Nahrungsergänzung mit Vitamin E und Selen kann in vielen Fällen sinnvoll sein, da diese Antioxidantien für Patienten mit Multipler Sklerose in der üblichen Kost oft nicht in ausreichender Menge enthalten sind (Adam et al. 1995).
- Dabei sind zwei Dinge zu beachten: Erstens ist Nahrungsergänzung niemals ein Ersatz für eine Ernährungsumstellung, sondern ergänzt sie – wie der Name sagt. Zweitens erfordert jede Nahrungsergänzung die Absprache und Freigabe durch den behandelnden Arzt. Auch scheinbar harmlose natürliche Nahrungsergänzung wie Flohsamen können falsch angewendet oder bei ungünstigen medizinischen Voraussetzungen Schaden anrichten.

Alternative Therapien / Experimente

- Keinesfalls ist es anzuraten, Experimente mit einseitigen Kostformen oder mit „Megadosen" zu wagen, in der Hoffnung, viel hilft viel. Unseren bisherigen Erkenntnissen nach steht es jedoch außer Frage, dass bei immunologischen Erkrankungen, wie der Multiplen Sklerose, der Ernährung ein hoher Stellenwert zukommt.
- Der Verlauf der Multiplen Sklerose kann durch entsprechende Ernährung entscheidend gebessert werden. Voraussetzung ist, dass die Ernährungsmaßnahmen über einen genügend langen Zeitraum beibehalten werden.

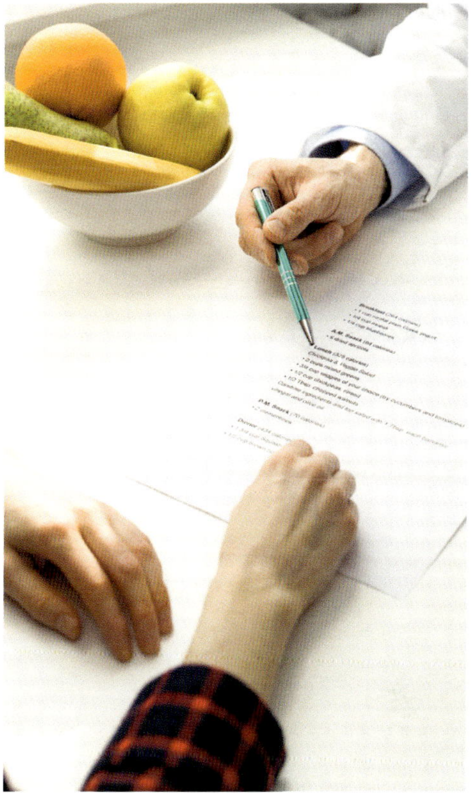

Ausführliche Informationen über den Gehalt der einzelnen Nahrungsmittel an mehrfach ungesättigten Fettsäuren, an Vitaminen und Spurenelementen können Sie den Übersichtstabellen im Anhang entnehmen.

Informationen über eine gesunde Ernährung und Ratschläge zur Kostgestaltung:

Deutsche Gesellschaft für Ernährung,
Vogelbergstraße
60316 Frankfurt / Main
Tel.: 069 / 97 68 030

ZUSAMMENGEFASST:

Regeln für das Leben mit Multipler Sklerose

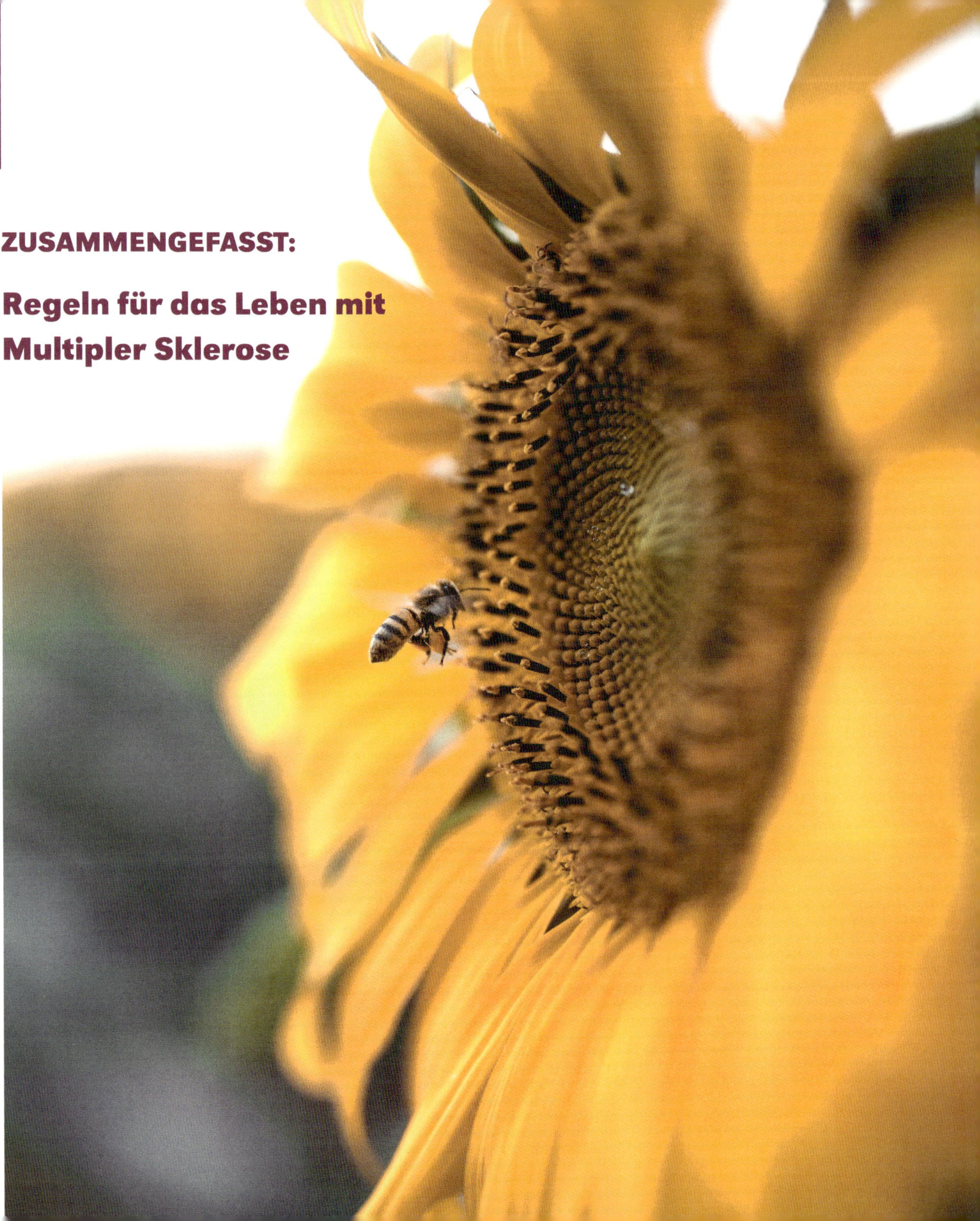

Achtsam leben mit Multipler Sklerose

1. Ernähren Sie sich nach den hier vorgestellten Richtlinien.

2. Halten Sie die von Ihrem Arzt verordnete Therapie genau ein. Diese wird durch eine an die besonderen Bedürfnisse und Bedarfe bei Multipler Sklerose angepasste Ernährung unterstützt, aber nicht ersetzt. Und: Eine ausgewogene Ernährung beinhaltet auch Genussmomente.

3. Lernen Sie, mit der Krankheit zu leben. Resignation ist kein Weg. Zögern Sie nicht, sich Unterstützung zu holen. Nutzen Sie die Möglichkeit, sich einer Selbsthilfegruppe anzuschließen oder eine Verhaltenstherapie in Anspruch zunehmen. Sie sind nicht allein!

4. Struktur hilft. Bringen Sie Ordnung in Ihr Leben. Sortieren Sie alles aus, was Sie nur Kraft und Energie kostet, Ihnen aber nichts wiedergibt. Verschwenden Sie keine Energie beim Streit über Nebensächlichkeiten. Gehen Sie Ihren persönlichen Weg. Bleiben Sie selbstbewusst und stehen Sie über den Dingen.

5. Halten Sie sich an Menschen, die Ihnen gut tun. Versuchen Sie, Ihre Partnerschaft so gut wie möglich zu gestalten.

6. Achten Sie gut auf sich. Machen Sie sich jeden Tag klar, was Ihnen gut tut und Ihnen am wichtigsten ist. Hören Sie auf Ihr Herz- und Bauchgefühl. Setzen Sie Besserwissern und anderen Energieräubern klare Grenzen.

Empfehlenswerte und nicht empfehlenswerte Lebensmittel

Lebensmittel	Empfehlenswert	Nicht empfehlenswert
Gemüse	alle Sorten Saisongemüse (frisch oder tiefgeforen bevorzugen), Blatt-Salate, Sprossengemüse, Pilze, frische Küchenkräuter wie Petersilie, alle Arten Linsen, Erbsen, Bohnen, Kichererbsen (getrocknet oder Konserve)	Buttergemüse, Gemüse in Sahnesoßen, Hollandaise, Gemüsegratins, Gemüsesuppen mit Eigelbbindung sehr fettreiche Braten-Soßen oder fettreiche Zubereitungen (z. B. mit Speck)
Hülsenfrüchte und Sojaprodukte	Sojabohnen und –produkte, z. B. Tofu oder Tempeh	
Früchte	alle Arten (frisch oder tiefgefroren bevorzugen) auch gedünstet oder als Fruchtsaft (ohne Zuckerzusatz)	eingelegtes oder gezuckertes Dosenobst
Kartoffeln	mit wenig Wasser gekocht, Folien- oder Pellkartoffeln, als Püree mit Milch, mit Käse überbacken	ungeeignetes Fett bei der Zubereitung von Pommes frites, Bratkartoffeln usw.
Brot	alle Arten (Vollkornbrote bevorzugen)	weißes Mehl und alle Produkte daraus wie Brot Kuchen und Nudeln
Nährmittel und Getreideprodukte	Vollkornflocken, Vollkorn- oder parboiled Reis, Vollkornnudeln, eifreie Nudeln, Pasta, Sojanudeln	Eierteigwaren
Kuchen und Gebäck	Feingebäck und Kuchen aus Biskuitteig und andere trockene, fettarme Teige, Baiser, Makronen oder Quark-Öl-Teig mit Rapsöl und pflanzlichem Ei-Ersatz, veganes Gebäck, Kuchen oder Torten	z. B. Buttercreme-, Sahnetorten, Blätterteig, Schmalzgebackenes

Lebensmittel	Empfehlenswert	Nicht empfehlenswert
Nüsse und Kerne	Walnüsse, Haselnüsse, Mandeln, Soja- u. Sonnenblumenkerne, Sesam	
Getränke	Kaffee und Tee, insbesondere Angelika-Tee, Gartenraute-Tee, Trink- oder Mineralwasser, reine Frucht- oder Gemüsesäfte, Schorlen, alkoholfreies Bier, alkoholfreier Sekt, Wein	alkoholische Getränke aller Art
Milch und Milchprodukte	Buttermilch, Trinkmolke, fettarme Milch und Magermilch, magerer bis fettarmer Kefir und Joghurt, Quark oder Frischkäse, Hüttenkäse bis 20 % Fett i.Tr., Käse bis 45% Fett i.Tr.	Sahne, alle fettreichen Milchprodukte, Käsesorten über 45 % Fett in der Trockenmasse
Fette und Öle	Rapsöl, Walnussöl, Sojaöl, Pflanzenmargarine, Leinöl, Weizenkeimöl	Speck, Schmalz, Butterschmalz (Ghee), Plattenfette
Eier	2 Eigelb pro Woche, Eiersatzprodukte, veganer Eiersatz	Eihaltige Produkte z. B. Dressing, Kuchen oder Feingebäck (Rührteig, Mürbeteig)
Fisch	alle See und Süßwasserfische, Krusten und Schalentiere	mit ungeeigneten Fetten zubereitete Fische
Fleisch und Wurstwaren	zwei kleine Fleischmahlzeiten pro Woche, magere Teile wählen, auf Wunsch magerer Schinken, Bratenaufschnitt o.ä. (ohne Fettrand), fettreduzierte Geflügelwurst- bzw. Aufschnittsorten	Innereien, alle fettreichen Wurstsorten wie Mett, Streichwurst, fettreicher Schinken oder Schinkenspeck, fettes Fleisch wie Krustenbraten, Nackensteaks, Kotelett o.ä.

Zusammengefasst: Ernährung bei Multipler Sklerose

1. Begrenzen Sie Ihren Fleischkonsum weitestgehend auf zwei Fleischmahlzeiten pro Woche. Achten Sie darauf, dass diese Portionen nicht übermäßig groß sind (je 100–150g, ca. handtellergroß). Meiden Sie fettreiche Wurst und Innereien.

2. Verzichten Sie auf tierische Fette wie Butterschmalz (auch Ghee), Schweineschmalz oder Gänsefett und weitestgehend auch auf Butter. Machen Sie Butter und Sahne zum reinen Genussmittel. Stattdessen verwenden Sie Streichfette aus Pflanzenöl ,oder Streichfette mit Beimischung von Pflanzenfett. Diätmargarine und pflanzliche Öle, möglichst mit günstigen Omega-3-Fettsäuren, z. B. Sojaöl, Leinöl, Weizenkeimöl. Diätmargarine oder „Omega-3-Öle" haben eine optimale Zusammensetzung und erleichtern die Auswahl. Sojacremes, Kokosmilch oder andere pflanzliche Alternativen sind in der Regel etwas fettärmer und leckere vegetarische Alternativen für Sahne oder Butter. Sie eignen sich gleichermaßen prima zum Verfeinern süßer und salziger Rezepte.

3. Nehmen Sie nicht mehr als zwei Eigelb pro Woche zu sich, das Eiweiß können Sie wie gewohnt essen. Wenn Ihnen das schwerfällt, erleichtern Ihnen Ei-Ersatzprodukte wie z. B. vegane Spezialprodukte oder pflanzliche Bindemittel die Umstellung. Achten Sie auch darauf, keine eihaltigen Teigwaren zu verzehren. Beim Einkauf fertiger Nudeln hilft nur, die Zutatenliste auf der Packung zu studieren. Italienische Pasta oder andere Nudeln aus Hartweizengries sind

in der Regel eifrei. Ebenfalls ohne Ei werden Bulgur, Couscous, oder kohlenhydratreduzierte Nudeln aus Hülsenfrüchten hergestellt, wie z. B. Linsen-Nudeln.

4 Milchprodukte sind für Sie wertvolle Nährstofflieferanten, die helfen, weniger Fleisch und Wurst zu essen: Greifen Sie täglich zu fettarmen Produkten. Ideal sind z. B. Joghurt bis 1,8 % Fett, Speisequark bis 20 % Fett i.Tr., Skyr oder Magerquark. Verwenden Sie statt Sahne und Créme fraîche zum Abschmecken, mit Bedacht, 10 %ige saure Sahne, griechischen Joghurt mit 10 % oder 10 %ige Kaffeesahne .

Statt Wurst wählen Sie besser Käse mit moderatem Fettgehalt. Achten Sie beim Einkauf auf die Nährwert-

Tabelle 15: Fettstufen geeignete Käsesorten

Bezeichnung (Beispiele)	Geeignete Fettstufen im Handel	Absolute Fettgehalte in g/100g
Frischkäse (z.B. Hüttenkäse, Ricotta, Streichkäse)	bis 20% Fett i.Tr. bzw. Mager- bis Halbfettstufe	bis ca. 10 g
Weichkäse (z.B. Camembert, Mozzarella, Schafskäse)	bis 30 % Fett i.Tr. bzw. Halbfett- bis Dreiviertelfettstufe	bis ca. 15 g
Schnittkäse (z.B. Bergkäse, mittelalter Gouda, Tilsiter)	bis 45 % Fett i.Tr. Halbfett- bis Vollfettstufe	bis ca. 25 g
Hartkäse (z.B. Parmesan, Gryezer)	bis 45 % Fett i.Tr. Fett- bis Vollfettstufe	bis ca. 30 g

angaben. Geeignet sind alle Frischkäse, Weichkäse, Schnitt- bzw. Hartkäse der „Mager-„ „Halbfett-“ oder „Fett-“ bzw. „Vollfettstufe“.

Tabelle 15 (↑ S. 85) **hilft Ihnen bei der Auswahl geeigneter Käsesorten.**

5 Nehmen Sie zwei- bis dreimal pro Woche eine Fischmahlzeit zu sich. Essen Sie regemäßig auch fettreiche Fischarten wie z. B. Hering, Makrele, Lachs oder Thunfisch, um wertvolles Fischöl und Vitamin D zu sich zu nehmen.

6 Verwenden Sie täglich Vollkornprodukte wie Vollkornbrot oder Haferflocken und Vollkornmehl, -reis, -nudeln, -gries oder Quinoa. Ergänzen Sie nach Belieben mit Kernen oder Nüssen (Vitamine, Ballaststoffe, Spurenelemente).

7 Sojaprodukte oder Tofugerichte sind ein guter Fleisch- oder Wurstersatz und können zwei- bis dreimal pro Woche Ihren Speiseplan bereichern.

8 Essen Sie mehrmals täglich und idealerweise zu jeder Mahlzeit Obst bzw. Gemüse. Dazu zählen auch Hülsenfrüchte, Pilze, Nüsse und Samen. Alle diese Lebensmittel versorgen Sie mit zahlreichen wertvollen Nährstoffen und sind reich an Ballaststoffen. Wählen Sie möglichst vielfältig und nach Saison und Geschmack.

Informationen zu Inhaltsstoffen und sicher auch die ein oder andere Anregung geben Ihnen die folgenden Tabellen im Anhang.

Guten Appetit !

Übersichtstabellen

Tabelle 1A: Die wichtigsten Fettsäuren nach Lebensmittelgruppen

Lebensmittel (je 100 g verzehrbarer Anteil)	**Linolsäure** (g)	**α-Linolensäure** (g)	**Arachidonsäure** (mg)	**EPA** (mg)
Milch und Milchprodukte				
Magermilch	0,0	0,0	0	0
Kuhmilch (1,5 % Fett)	0,0	0,0	2	0
Kuhmilch (3,5 % Fett)	0,1	0,0	4	0
Buttermilch	0,0	0,0	1	0
Molke, süß	0,0	0,0	0	0
Joghurt (0,3 % Fett)	0,0	0,0	0	0
Joghurt (1,5 % Fett)	0,0	0,0	2	0
Joghurt (3,5 % Fett)	0,1	0,1	4	0
Saure Sahne (10 % Fett)	0,3	0,2	11	0
Schlagsahne (30 % Fett)	0,6	0,2	32	0
Speisequark, mager	0,0	0,0	0	0
Speisequark (20 % Fett i. Tr.)	0,1	0,0	5	0
Speisequark (40 % Fett i. Tr.)	0,2	0,1	11	0
Emmentaler (45 % Fett i. Tr.)	0,5	0,3	28	0
Edamer (45 % Fett i. Tr.)	0,4	0,2	28	0
Gouda (45 % Fett i. Tr.)	0,3	0,3	29	0
Tilsiter (45 % i. Tr.)	0,5	0,2	28	0
Camembert (45 % Fett i. Tr.)	0,4	0,2	22	0
Mozzarella	0,4	0,1	16	0
Eier				
Hühnerei (Gesamtei)	1,7	0,1	70	0
Hühnereigelb	4,8	0,3	210	0
Fette und Öle				
Butter	1,2	0,4	110	0
Diätmargarine	33,1	1,8	0	0
Pflanzenmargarine	17,6	2,6	0	0
Erdnussöl	21,6	0,0	0	0
Hanföl	55,5	25,5	0	0

Lebensmittel (je 100 g verzehrbarer Anteil)	**Linolsäure** (g)	**α-Linolensäure** (g)	**Arachidonsäure** (mg)	**EPA** (mg)
Fette und Öle (Fortsetzung)				
Kürbiskernöl	49,4	0,5	0	0
Leinöl	13,9	54,2	0	0
Maiskeimöl	55,3	0,9	0	0
Olivenöl	8,3	0,9	0	0
Palmöl	10,1	0,5	0	0
Rapsöl	22,3	9,2	0	0
Safloröl (Distelöl)	75,1	0,5	0	0
Sesamöl	42,7	0,0	0	0
Sojaöl	53,1	7,7	0	0
Sonnenblumenöl	63,0	0,5	0	0
Traubenkernöl	65,9	0,5	0	0
Walnussöl	55,1	12,9	0	0
Weizenkeimöl	55,7	7,8	0	0
Schweineschmalz	9,1	1,0	1700	0
Butterschmalz, Ghee	1,8	0,5	0,1	0
Fleisch und Fleischprodukte				
Hackfleisch (gemischt)	0,7	0,3	20	20
Kalbfleisch (Muskelfleisch)	0,2	0,0	50	0
Lammfleisch (Muskelfleisch)	0,1	0,1	10	0
Rindfleisch (Muskelfleisch)	0,1	0,0	20	0
Rindfleisch (Filet)	0,1	0,0	30	0
Rindfleisch (Hüfte)	0,1	0,0	20	0
Rindfleisch (Lende)	0,1	0,1	40	0
Rindfleisch (Schulter)	0,2	0,1	40	0
Rindfleisch (Hackfleisch)	0,3	0,2	10	30
Schweinefleisch (Schnitzel)	0,2	0	40	30
Schweinefleisch (Braten mittelfett)	1,0	0,3	19	30
Schweinefleisch (Hackfleisch)	1,2	0,1	30	20
Schweinebauch, geräuchert	2,8	0,5	130	0
Schweineleber	0,5	0,0	490	180

Lebensmittel (je 100 g verzehrbarer Anteil)	**Linolsäure** (g)	**α-Linolensäure** (g)	**Arachidonsäure** (mg)	**EPA** (mg)
Fleisch und Fleischprodukte (Fortsetzung)				
Schweineniere	0,5	0,0	350	140
Schweineschinken, gekocht	0,3	0,0	50	0
Schweineschinken, roh, geräuchert	0,3	0,0	50	10
Schweinespeck, durchwachsen	2,9	0,2	250	0
Leberwurst	1,2	0,5	200	0
Bierschinken	0,9	0,1	50	0
Corned Beef	0,3	0,1	60	10
Puten- oder Hähnchenbrust, geräuchert	0,2	0	50	10
Huhn (Brust mit Haut)	1,1	0,1	160	10
Huhn (Schlegel mit Haut und Knochen)	2,0	0,1	330	0
Truthahn (Brust ohne Haut)	0,2	0,0	50	0
Truthahn (Schlegel, Keule ohne Haut)	0,8	0,0	170	0
Fische und andere Meerestiere				
Aal	1,2	0,7	120	260
Auster	0,0	0,0	10	90
Bismarckhering, Konserve	0,1	0,1	30	1830
Brathering, Konserve	0,3	0,1	30	1600
Flunder	0,0	0,0	10	50
Forelle	0,2	0,0	30	140
Garnele, Shrimp, Prawn	0,1	0,0	70	210
Hecht	0,0	0,1	50	60
Heilbutt, schwarz	0,1	0,0	30	250
Heilbutt, schwarz, geräuchert	0,2	0,1	50	450
Heilbutt, weiß	0,0	0,0	40	140
Hering (Atlantik)	0,2	0,1	40	2040
Hering (Ostseehering)	0,4	0,2	60	740
Hummer	0,1	0,1	10	350
Kabeljau (Dorsch)	0,0	0,0	20	70

Lebensmittel (je 100 g verzehrbarer Anteil)	**Linolsäure** (g)	**α-Linolensäure** (g)	**Arachidonsäure** (mg)	**EPA** (mg)
Fische und andere Meerestiere (Fortsetzung)				
Karpfen	0,4	0,2	120	190
Krebs (Flusskrebs)	0,0	0,0	20	50
Lachs	0,4	0,4	190	750
Lachs (geräuchert)	0,9	0,3	60	890
Makrele	0,2	0,3	170	630
Makrele, geräuchert	0,3	0,2	80	1020
Makrele in Öl, Konserve	5,4	0,1	60	240
Miesmuschel	0,1	0,0	70	130
Pangasius (Filet)	0,2	0,0	20	10
Rotbarsch (Goldbarsch)	0,1	0,1	240	260
Saibling	0,0	0,0	40	150
Salzhering	0,1	0,1	20	1760
Sardine	0,1	0,0	10	580
Sardinen in Öl, Konserve	0,3	0,2	90	1200
Schellfisch	0,0	0,0	20	70
Scholle	0,0	0,0	60	250
Seehecht Europa	0,1	0,0	30	240
Seelachs	0,0	0,0	10	100
Seezunge	0,1	0,0	20	30
Thunfisch	0,2	0,2	240	1380
Zander	0,0	0,0	20	80
Hülsenfrüchte, Sojaprodukte	0,1 - 3,5	0,2 - 0,3	0	0
Erdnuss	13,9	0,5	0	0
Erdnusscreme	13,4	0,0	0	0
Sojaaufschnitt	11,9	0,3	0	0
Sojamehl, vollfett	10,7	1,4	0	0
Tofu (frisch)	2,5	0,3	0	0
Getreide, Reis				
Gerste	1,2	0,1	0	0
Hafer	2,7	0,1	0	0

Lebensmittel (je 100 g verzehrbarer Anteil)	**Linolsäure** (g)	**α-Linolensäure** (g)	**Arachidonsäure** (mg)	**EPA** (mg)
Getreide, Reis (Fortsetzung)				
Haferflocken	2,6	0,1	0	0
Hirse	1,8	0,1	0	0
Mais	1,6	0,0	0	0
Reis, unpoliert	0,8	0,0	0	0
Roggen	0,8	0,1	0	0
Weizen	0,8	0,1	0	0
Obst, Gemüse, Kartoffel	0 - 0,2	0 - 0,3	0	0
Avocado (frisch)	1,4	0,1	0	0
Nüsse und Samen				
Cashewnuss	7,2	0,2	0	0
Haselnuss	8,5	0,1	0	0
Kokosnuss	0,7	0,0	0	0
Kürbiskerne	19,0	0,0	0	0
Macadamianuss	1,7	1,0	0	0
Mandel	10,0	0,3	0	0
Mandelmus	11,0	0,3	0	0
Marone (Esskastanie) geröstet	2,0	0,9	0	0
Mohnsamen	30,7	0,4	0	0
Paranuss	28,1	0,0	0	0
Pistazie	7,4	0,2	0	0
Sesamsamen	18,7	0,7	0	0
Sonnenblumenkerne	27,9	0,1	0	0
Walnuss	34,2	7,5	0	0

Tabelle 2A: Selenreiche Lebensmittel

Lebensmittel (je 100 g verzehrbarer Anteil)	**Selen** µg
Fleisch- und Fleischprodukte	
Schweineniere	206
Rinderniere	115
Kalbsniere	40
Schweineleber	56
Hühnerleber	55
Kalbsleber	24
Rinderleber	21
Eier	
Hühnereigelb	19
Getreide und Getreideerzeugnisse	
Eierteigwaren (Nudeln, Makkaroni, Spaghetti)	20
Mais, ganzes Korn	12
Haferflocken	10
Reis unpoliert	10
Gemüse, Pilze, Samen und Nüsse	
Kokosnuss	810
Steinpilz	184
Paranuss	103
Sojabohne (Samen, trocken)	19
Hallimarsch	9,2
Reizker	9,1
Birkenpilz	7,9
Champignon	7,0
Walnuss	6
Butterpilz	4,5
Pfifferling	0,6

Lebensmittel (je 100 g verzehrbarer Anteil)	**Selen** µg
Fische und andere Meerestiere	
Hummer	130
Languste	99
Thunfisch	82
Sardine	60
Miesmuschel	56
Garnele (Nordseegarnele)	50
Rotbarsch (Goldbarsch)	44
Hering (Atlantik)	43
Makrele	39
Seehecht	36
Flunder	35
Scholle	33
Seelachs	31
Forelle	31
Aal	30
Schellfisch	29
Lachs (Salm)	29
Kabeljau (Dorsch)	28
Auster	28
Barsch (Flussbarsch)	27
Seezunge	24
Zander	24
Alaska Seelachs	20
Hecht	20

Tabelle 3A: Zinkreiche Lebensmittel

Lebensmittel (je 100 g verzehrbarer Anteil)	Zink mg
Milch und Milchprodukte	
Emmentaler (45 % Fett i. Tr.)	4,6
Edamer (45 % Fett i. Tr.)	4,6
Gouda (45 % Fett i. Tr.)	3,9
Tilsiter (45 % Fett i. Tr.)	3,6
Camembert (45 % Fett i. Tr.)	3,1
Parmesan (36,6 % Fett i. Tr.)	3,0
Fleisch und Fleischerzeugnisse	
Kalbsleber	8,4
Schweineleber	6,5
Rinderleber	4,8
Rindfleisch (Muskelfleisch)	4,3
Schweinefleisch (Muskelfleisch)	2,6
Putenfleisch (ohne Haut)	2,6
Lachsschinken mager (Schwein, roh)	1,2
Geflügelmortadella	2,0
Eier	
Hühnereigelb	3,8
Getreide und Getreideerzeugnisse	
Weizenkeime	17,0
Weizenkleie	9,4
Haferflocken	4,4
Weizenvollkornmehl	1,9
Weizenschrot	3,2
Knäckebrot	3,1

Lebensmittel (je 100 g verzehrbarer Anteil)	Zink mg
Hülsenfrüchte, Samen, Nüsse	
Mohn, getrocknet	8,1
Sonnenblumenkerne	5,6
Leinsamen	5,5
Sojabohne, geröstet, Knabbersoja	4,2
Paranuss	4,0
Erbse (grün), Konserve	0,9
Kidneybohne, Konserve	0,7
Bohnen (weiß), Konserve	0,6
Linse, Konserve	0,3
Sojamilch	0,5
Sojamehl, vollfett	4,9
Tofu	0,3
Sonstiges	
Kakaopulver, schwach entölt	8,2

Tabelle 4A: Kupferreiche Lebensmittel

Lebensmittel (je 100 g verzehrbarer Anteil)	Kupfer mg
Milch und Milchprodukte	
Appenzeller (20 % Fett i. Tr.)	2,0
Emmentaler (45 % Fett i. Tr.)	1,5
Fleisch und Fleischerzeugnisse	
Kalbsleber	5,5
Rinderleber	3,2
Schweineleber	1,3
Schweineniere	0,8
Fische und andere Meeresfrüchte	
Garnele (Nordseegarnele)	1,1
Auster	0,9
Hummer	0,7
Getreide und Getreideerzeugnisse	
Weizenkleie	1,3
Weizenkeime	1,1
Buchweizen	0,6
Hirse	0,6
Haferflocken	0,5
Obst und Obsterzeugnisse	
Aprikose, getrocknet	0,8
Pfirsich, getrocknet	0,6

Lebensmittel (je 100 g verzehrbarer Anteil)	Kupfer mg
Hülsenfrüchte, Samen und Nüsse	
Cashewnuss	3,7
Prinzessbohne	3,5
Sonnenblumenkerne	1,7
Soja-Fleischersatz (texturiert), trocken (TVP)	1,6
Haselnuss	1,3
Paranuss	1,3
Leinsamen	1,2
Sojabohne, getrocknet	1,2
Mohn	1,0
Walnuss	0,9
Mandel, süß	0,9
Erdnuss	0,8
Bohne (weiß), Konserve	0,1
Kidneybohne, Konserve	0,2
Sonstiges	
Salz-Dill-Gurke, milchsauer	8,4
Kakaopulver schwach entölt	3,8
Hagebutte	1,8
Kartoffelchips	0,7

Tabelle 5A: Vitamin C-reiche Lebensmittel

Lebensmittel (je 100 g verzehrbarer Anteil)	**Vitamin C** mg
Gemüse	
Paprikaschote	121
Meerrettich	114
Rosenkohl	112
Grünkohl	105
Brokkoli	100
Portulak	72
Blumenkohl	67
Kohlrabi	63
Rotkohl	57
Spinat	51
Wirsingkohl	49
Weißkohl	48
Petersilienwurzel	41
Kräuter	
Petersilienblatt	161
Brunnenkresse	96
Gartenkresse	59

Lebensmittel (je 100 g verzehrbarer Anteil)	**Vitamin C** mg
Obst	
Hagebutte	1250
Johannisbeere, schwarz	177
Papaya	80
Erdbeeren	63
Apfelsine (Orange)	49
Kiwi	46
Limone, Limette	44
Grapefruit	44
Mango	37
Getränke	
Sandornsaft	266
Zitronensaft, frisch gepresst	53
Orangensaft, frisch gepresst	49
Orangensaft aus Konzentrat	43
Grapefruitsaft, frisch gepresst	43
Johannisbeernektar, schwarz	30
Sonstiges	
Hagebuttenmarmelade	51

Tabelle 6A: β–Karotin- und Vitamin A Gehalt ausgewählter Lebensmittel

Lebensmittel (je 100 g verzehrbarer Anteil)	β-Karotin mg	Vitamin A mg
Fette und Öle		
Butter	0,38	0,59
Diätmargarine	0,20	0,50
Pflanzenmargarine	0,65	0,50
Schweineschmalz	0,00	0,00
Erdnussöl	0,00	0,00
Kürbiskernöl	0,00	0,00
Leinöl	0,00	0,00
Maiskeimöl	0,14	0,00
Olivenöl	0,22	0,00
Palmöl	21,00	0,00
Rapsöl	3,30	0,00
Sesamöl	0,00	0,00
Sojaöl	3,50	0,00
Sonnenblumenöl	0,03	0,00
Traubenkernöl	0,00	0,00
Walnussöl	0,00	0,00
Weizenkeimöl	0,00	0,00
Fleisch und Fleischerzeugnisse		
Hühnerleber	0,00	33,00
Kalbfleisch (Muskel)	0,00	0,00
Kalbsniere	0,00	0,21
Kalbsleber	0,00	28,00
Leberwurst	0,00	8,30
Rindfleisch (Muskel)	0,00	0,02
Rinderniere	0,00	0,33
Schweinefleisch	0,00	0,01
Schweineniere	0,00	0,06
Schweineleber	0,00	36,00

Lebensmittel (je 100 g verzehrbarer Anteil)	β-Karotin mg	Vitamin A mg
Fische und andere Meerestiere		
Aal	0,00	0,98
Auster	0,00	0,09
Bismarckhering	0,00	0,03
Forelle	0,00	0,03
Garnele	0,00	0,00
Hecht	0,00	0,01
Heilbutt, weißer	0,00	0,03
Hering, Atlantik	0,00	0,04
Hering, Ostsee	0,00	0,01
Kabeljau (Dorsch)	0,00	0,01
Karpfen	0,00	0,04
Kaviar	0,00	0,56
Krebs (Flusskrebs)	0,00	0,00
Lachs	0,00	0,04
Makrele	0,00	0,10
Miesmuschel	0,00	0,05
Rot(Gold-)barsch	0,00	0,01
Salzhering	0,00	0,05
Sardine	0,00	0,02
Sardinen in Öl	0,00	0,05
Schellfisch	0,00	0,02
Scholle	0,00	0,00
Schwertfisch	0,00	0,02
Seehecht Europa	0,00	0,00
Seelachs	0,00	0,01
Seezunge	0,00	0,00
Thunfisch	0,00	0,45
Zander	0,00	0,00

Lebensmittel (je 100 g verzehrbarer Anteil)	**β-Karotin mg**	**Vitamin A mg**
Milch und Milchprodukte		
Camembert (45 % Fett i. Tr.)	0,19	0,33
Emmentaler (45 % Fett i. Tr.)	0,12	0,27
Parmesan (36,6 % Fett i. Tr.)	0,12	0,34
Sahne (30 % Fett)	0,14	0,31
Eier		
Hühnerei, gesamt	0,01	0,27
Hühnereigelb	0,03	0,88
Obst		
Aprikose, getrocknet	35,00	0,00
Avocado	35,0	12,0
Erdbeere	8,00	5,0
Heidelbeere	10,00	3,0
Honigmelone	4,70	0,00
Aprikose	1,60	0,00
Kaki	1,60	0,00
Mango	1,20	0,00

Lebensmittel (je 100 g verzehrbarer Anteil)	**β-Karotin mg**	**Vitamin A mg**
Gemüse, Salat und Pilze		
Möhre (Karotte)	7,60	0,00
Kürbis	1,10	0,00
Süßkartoffel	7,89	0,00
Grünkohl	5,20	0,00
Spinat	4,80	0,00
Feldsalat	3,90	0,00
Chicoree	3,40	0,00
Rucola	1,40	0,00
Mangold	3,50	0,00
Pfifferlinge (in Dose)	1,30	0,00
Kopfsalat	1,10	0,00
Hülsenfrüchte		
Bohne, getrocknet	0,40	0,00

Tabelle 7A: Vitamin E-reiche Lebensmittel

Lebensmittel (je 100 g verzehrbarer Anteil)	Vitamin E mg
Fette und Öle	
Weizenkeimöl	174,0
Diätmargarine	67,0
Sonnenblumenöl	63,0
Safloröl (Distelöl)	44,0
Maiskeimöl	34,0
Traubenkernöl	32,0
Rapsöl	23,0
Sojaöl	17,0
Olivenöl	12,0
Palmöl	9,5
Halbfettmargarine	6,0
Leinöl	5,8
Getreide	
Weizenkeime	25,0
Samen und Nüsse	
Sonnenblumenkerne	32,7
Chia	29,1
Haselnuss	26,0
Mandel, süß	26,0
Pinienkerne	12,5
Erdnuss	11,0
Paranuss	7,6
Walnuss	6,0
Pistazie	5,2
Mandelmus	5,0
Sonstiges	
Hühnereigelb	5,7
Avocado	1,5

Tabelle 8A: Vitamin D-reiche Lebensmittel

Lebensmittel (je 100 g verzehrbarer Anteil)	Vitamin D µg
Fische und andere Meerestiere	
Aal, geräuchert	90,0
Aal	20,0
Sprotte, geräuchert	20,0
Atlantikhering	25,0
Lachs	16,0
Bismarckhering	13,0
Thunfisch	4,5
Makrele	4,0
Milch und Milchprodukte	
Schmelzkäse 45 % Fett i. Tr.	3,1
Gouda 45 % Fett i. Tr.	1,3
Emmentaler 45 % Fett i. Tr.	1,1
Fette und Öle	
Diätmargarine	2,5
Eier	
Hühnerei	2,9
Pilze	
Steinpilze	3,1
Pfifferling	2,1
Champignons	1,9

Weiterführende Literatur

Adam O, Tesche A, Wolfram G: Impact of Linoleic Acid Intake on Arachidonic Acid Formation and Eicosanoid Biosynthesis in Humans. Prostaglandins, Leukotrienes & Essential Fatty Acids 79 (3): 177–181,2008

Adam O., Schnurr C.: Omega-3-Fettsäuren bei Multipler Sklerose. Diät & Information 5: 130–131, 2008

Adam O.: Diät und Rat bei Rheuma und Osteoporose. Aktualisierte Neuausgabe, Walter Hädecke Verlag, Weil der Stadt, ISBN 978-3-7750-0577-7, 2010

Adam O.: Entzündungshemmende Ernährung bei rheumatischen Erkrankungen. In: Ernährungsmedizin in der Praxis. O. Adam (Hrsg) Perimed Spitta Med. Verl. Ges. Balingen, 3/15.2–3/15.3.9, 2010

Adam O.: Kann Glutamat Multiple Sklerose auslösen? Together 01:6–7, 2007

Adam O.: Pathophysiologie der Entzündung. SZE 11, 6–10, 2013

Adam O., Beringer C., Kless T., Lemmen C., Adam A., Wiseman M., Adam P., Klimmek R., Forth W.: Anti-inflammatory effects of a low arachidonic acid diet and fish oil in patients with rheumatoid arthritis. Rheumatol Int 2003, 23:27–36

Adam O., Krämer K.: Antioxidantientherapie bei chronischer Polyarthritis. Med Klin 1995, 90 (Suppl 1): 27-31

Anderson G., Maes M.: Local Melatonin Regulates Inflammation Resolution: A Common Factor in Neurodegenerative, Psychiatric and Systemic Inflammatory Disorders. CNS & Neurological Disorders - Drug Targets, 2014, 13, 817–827

Ascherio A, Munger KL, White R, Köchert K, Simon KC, Polman CH, Freedman MS, Hartung HP, Miller DH, Montalban X, et al. Vitamin D as an Early Predictor of Multiple Sclerosis Activity and Progression. JAMA Neurol. 2014; 71:306 [PubMed: 24445558]

Bünger A, Erbersdobler HF, Gerst F, Grunwald G, Koppenhöfer E: Erfahrungen mit einer psoralenreichen Ernährung bei Multipler Sklerose. Akt.Ernähr.-Med. 21: 229–234, 1996

Deutsche Gesellschaft für Ernährung e.V., Bonn, Vollwertig essen und trinken nach den 10 Regeln der DGE (10. Auflage) 2017: (Download: https://www.dge.de/fileadmin/public/doc/fm/10-Regeln-der-DGE.pdf, Zugriff am 29.12.2018)

Deutsche Gesellschaft für Ernährung e.V., Bonn: Ausgewählte Fragen und Antworten zu veganer Ernährung, 2016 (Download: https://www.dge.de/fileadmin/public/doc/ws/faq/FAQ-Vegane-Ernaehrung.pdf (Zugriff am 26.08.2018)

Dworkin RH, Bates D, Millar JHD, Paty DW: Linoleic acid and multiple sclerosis: A reanalysis of three double-blind trials. Neurology. 1984;34:1441–1445

Fitzgerald KC, Tyry T, Salter A, Cofield SS, Cutter G, Fox R, Marrie RA.: Diet quality is associated with disability and symptom severity in multiple sclerosis. Neurology. 2018 Jan 2;90(1):e1-e11. doi: 10.1212/WNL.0000000000004768

Fratzer U, Hoffmann H: Schach der MS. Printul Verlagsgesellschaft mbH, 1989

Garcia PT, Pensel NA, Sancho AM, Latimori NJ, Kloster AM, Amigone MA, Casal.: Beef lipids in relation to animal breed and nutrition in Argentina. Meat Sci. 2008 Jul;79(3):500–8. 26

Guerrero-García JJ, Carrera-Quintanar L, López-Roa RI, Márquez-Aguirre AL, Rojas-Mayorquín AE, Ortuño-Sahagún D.: Multiple Sclerosis and Obesity: Possible Roles of Adipokines. Mediators Inflamm. 2016;2016:4036232

Haas J: Multiple Sklerose. Informationen über Erkrankung und Therapie. München. Arcis-Verlag, 2003

Heesen C, Schwickert Y, Kasper J, Köpke S, Scheunemann D, Meyer G, Mühlhauser I: Immuntherapien der Multiplen Sklerose, 2004. URL: www.uke.uni hamburg.de/kliniken/neurologie/downloads/klinik-neurologie/ISDIMS_Komplett_08.pdf

Labuschagne IL, Blaauw R: An anti-inflammatory approach to the dietary management of multiple sclerosis: a condensed review, South African Journal of Clinical Nutrition, 31:3, 67–73, 2018. doi: 10.1080/16070658.2018.1465652

Leeners K: Das MS-Kochbuch. dmv Deutscher Medizin Verlag, 2004

Leeners K: Das MS-Jahreszeiten Kochbuch. dmv Deutscher Medizin Verlag, 2015

Leeners K: Richtig essen bei Multipler Sklerose – Das neue MS-Kochbuch. dmv Deutscher Medizin Verlag, 2014

Payne A. Nutrition and diet in the clinical management of multiple sclerosis. J Hum Nutr Diet 2001; 14: 349–357

Weiterführende Literatur

Pöhlau D, Hoffmann V, Orlowski G, Adam O, Seidel D: Fette und Multiple Sklerose. Ernährungs-Umschau 44: 136-142, 1997

Pöhlau D, Werner G: Gesund und bewusst essen bei Multipler Sklerose, TRIAS 2009

Pot C, Apetoh L, Awasthi A, Kuchroo VK. Induction of regulatory Tr1 cells and inhibition of TH17 cells by IL-27. Seminars in Immunology.2011; 23:438–445. [PubMed: 21893418]

Riccio P, Rossano R. Nutrition facts in multiple sclerosis. ASN Neuro. [Internet]. 2015;7(1):1–20 https://doi.org/10.1177% 2F1759091414568185

Runia TF, Hop WCJ, de Rijke YB, Buljevac D, Hintzen RQ. Lower serum vitamin D levels are associated with a higher relapse risk in multiple sclerosis. Neurology.2012; 79:261–266 [PubMed: 22700811]

Sakaguchi S, Miyara M, Costantino CM, Hafler DA. FOXP3+ regulatory T cells in the human immune system.Nature Reviews Immunology.2010; 10:490–500

Saraiva M, O'Garra A. The regulation of IL-10 production by immune cells.Nature Reviews Immunology.2010; 10:170–181

Sawcer S, Hellenthal G, Pirinen M, Spencer CCA, Patsopoulos NA, Moutsianas L, Dilthey A, Su Z, Freeman C, Hunt SE, et al. Genetic risk and a primary role for cell-mediated immune mechanisms in multiple sclerosis. Nature.2011; 476:214–219. [PubMed: 21833088]

Schipper H: Langzeit-Immuntherapie bei Multipler Sklerose. dmv Deutscher Medizin Verlag, 2007

Sedaghat F, Jessri M, Behrooz M, Mirghotbi M, Rashidkhani B.: Mediterranean diet adherence and risk of multiple sclerosis: a case-control study. Asia Pac J Clin Nutr.;25(2):377–84, 2016. doi: 10.6133/apjcn.2016.25.2.12

Spelman T, Gray O, Trojano M, Petersen T, Izquierdo G, Lugaresi A, Hupperts R, Bergamaschi R, Duquette P, Grammond P, et al. Seasonal variation of relapse rate in multiple sclerosis is latitude dependent. Ann Neurol. 2014

Steinman L. Immunology of Relapse and Remission in Multiple Sclerosis.Annu Rev Immunol. 32:257–281; 2014

Storoni M, Plant GT.: The Therapeutic Potential of the Ketogenic Diet in Treating Progressive Multiple Sclerosis. Mult Scler Int. 2015;2015:681289. doi: 10.1155/2015/681289

Sumowski JF, McDonnell GV, Bourdette D.: Diet in multiple sclerosis: Science takes a seat at the table. Neurology. 2018 Jan 2;90(1):14-15. doi: 10.1212/WNL.0000000000004775

Sundström P, Salzer J: Vitamin D and multiple sclerosis—from epidemiology to prevention. Acta Neurol Scand. 2015;132(199):56–61. doi: 10.1111/ane.12432

Swank RL, Dugan BB: The Multiple Sclerosis Diet Book. Doubleday, New York, 1987

Swank RL: Multiple Sclerosis: Fat-Oil relationship. Nutrition 7: 368–376, 1991

Watzl B: Einfluss sekundärer Pflanzenstoffe auf die Gesundheit. In: Deutsche Gesellschaft für Ernährung (Hrsg.): 12. Ernährungsbericht 2012: 355–374, 2012

Wu C, Yosef N, Thalhamer T, Zhu C, Xiao S, Kishi Y, Regev A, Kuchroo VK. Induction of pathogenic TH17 cells by inducible salt-sensing kinase SGK1. Nature. 2013 Apr 25;496(7446):513-7. doi: 10.1038/nature11984. Epub 2013 Mar 6

Yadav V, Marracci G, Kim E, Spain R, Cameron M, Overs S, Riddehough A, Li DK, McDougall J, Lovera J, Murchison C, Bourdette D.: Low-fat, plant-based diet in multiple sclerosis: A randomized controlled trial. Mult Scler Relat Disord. Sep;9:80-90. 2016. doi: 10.1016/j.msard.2016.07.001

Yu X, Rollins D, Ruhn KA, Stubblefield JJ, Green CB, Kashiwada M, Rothman PB, Takahashi JS, Hooper LV. TH17 cell differentiation is regulated by the circadian clock. Science.2013; 342:727–730. [PubMed: 24202171]

Glossar

Adipokine werden von einer bestimmten Fettart, nämlich dem Fett im Bauch, das nicht unter der Haut am Bauch fassbar ist, gebildet. Es ist eine Gruppe von hormonartig wirkenden Stoffen, von denen bisher mehr als 100 identifiziert werden konnten.

Adipokine besitzen entzündungsfördernde oder hemmende Eigenschaften und verbinden den Stoffwechsel mit dem Immunsystem. Entzündungsfördernde Adipokine sind an der Entstehung von Diabetes mellitus Typ II, Arteriosklerose und Bluthochdruck beteiligt. Bei Hunger nehmen entzündungshemmende Adipokine zu und entzündungsfördernde ab, bei Gewichtszunahme umgekehrt.

Agens bezeichnet ein wirkungsaktives Mittel, eine wirksame Substanz oder einen pathogenen Faktor.

Antioxidantien sind Substanzen, die die Reaktion von Molekülen mit Sauerstoff und damit die Bildung schädlicher weiterer Produkte verhindern.

Autoimmunkrankheit ist ein Zustand, bei dem das Immunsystem körpereigenes Gewebe angreift. Im Falle der MS ist es das Nervengewebe.

Biologicals sind biotechnologisch hergestellte Arzneimittel, die körpereigenen Substanzen sehr ähnlich sind. Die Nachahmerpräparate der Biologicals bezeichnet man als Biosimilars.

Blut-Hirn-Schranke ist der Übergang vom Blut ins Gehirn, der durch bestimmte Zellen und Verbindungen abgegrenzt ist.

Blutzellen sind Leukozyten (weiße Blutzellen) und Erythrozyten (rote Bluzellen).

Entzündungszellen sind Zellen des Blutes, die Entzündungsreaktionen auslösen und damit vor allem fremde Substanzen (Bakterien, Viren) abwehren sollen. Dies sind vor allem die weißen Blutzellen.

Immunmodulation bezeichnet die Beeinflussung des Immunsystems durch pharmakologisch wirksame Stoffe.

Immunsystem ist das körpereigene Abwehrsystem des Körpers gegen schädigende Einflüsse. Die Natur gibt uns bei der Geburt bereits ein Abwehrsystem gegen Infekte mit (unspezifisches Abwehrsystem). Im Laufe des Lebens treffen wir auf Viren, Keime und andere Schadstoffe, die abgewehrt oder beseitigt werden müssen. Dazu dient das „spezifische Abwehrsystem". Eine Vielzahl hoch spezialisierter Zellen arbeiten mit Hilfe hunderter von Botenstoffen zusammen und schützen uns vor Infekten. Ist das Immunsystem zu aktiv, dann kann es zu einer Autoimmunkrankheit kommen.

Insulinresistenz liegt vor, wenn die Körperzellen nicht mehr auf das Hormon Insulin ansprechen. Das kommt bei einer bestehenden Adipositas häufig vor und wird als Ursache für viele andere Stoffwechselstörungen angesehen.

Ketonkörper sind der Ersatzenergiespender für das Gehirn, wenn zu wenig Glucose zur Verfügung steht, z. B. beim Fasten. Ketonkörper entstehen immer, wenn Fett vom Körper in Energie umgewandelt wird. Sowohl bei Fasten, wie auch bei einer „ketogenen Diät", wie bei der Low Carb-Diät.

Langzeitstudie-Studie ist eine Studie, die über längere Zeit Wirkungen und Nebenwirkungen versucht zu erfassen. Bei MS kann man erst ab 5 Jahren von Langzeitstudien reden.

Low Fat-Diät bezeichnet eine Ernährungsweise, die den Anteil des Nahrungsfettes in der Kost einschränkt, während natürliche Kohlenhydrate unbegrenzt gegessen werden dürfen

Low Carb-Diät bezeichnet eine Ernährungsweise, bei der Kohlenhydrate in der Kost eingeschränkt werden, während auf Fette nicht geachtet werden muss.

Mikroglia sind ein Teil des zellulären Immunsystems.

Myelin bezeichnet die Isolationsschicht der Nerven, die aus diesem Stoff besteht. Bei MS richten sich die autoaggressiven (= selbstzerstörerischen) Zellen gegen das körpereigene Myelin.

Plazebo bezeichnet ein Scheinmedikament ohne eigene Wirkung.

Signifikanz/signifikantes Ergebnis: ist das Ergebnis einer statistischen Auswertung von Studienergebnissen. Es besagt, dass die Ergebnisse mit hoher Wahrscheinlichkeit nicht auf Zufall beruhen.

Thrombozyten heißen die sogenannten Blutplättchen, die für die Blutgerinnung wichtig sind. Eine Verminderung kann zu Blutungen führen, eine Vermehrung zu Gefäßverstopfungen

Bildrechte:

Cover:

rawpixel@unsplash.com (Äpfel); magdalena-raczka@unsplash.com (Artischocke); caroline-attwood@unsplash.com (Lachs)

Bilder:

S.7 GANNAMARTYSHEVA@istockphoto.com (Gemüsetüte); S.10 deniz_altindas@unsplash.com (Tomaten in Schale); S.11dana-devolk@unsplash.com (Blaubeeren und Zitrone); S.12 ©HQUALITY - stock.adobe.com@fololia (Gemüsekorb); S.13 chad-stembridge@unsplash.com (Tomaten am Strauch); S.19 stephanie-studer@unsplash.com (Spargel); S.20 jennifer-schmidt@unsplash.com (Blumenkohl); S.24 Pomogayev@istockphoto.com (Salatöl); S.27 Valentyn Volkov@istockphoto.com (tierische Produkte); S.31 4uphoto.pt@fotolia.de (Öl); S.32 JanIngeskogheim@istockphoto.com (Fischöl); S.34 JulijaDmitrijeva@istockphoto.com (Fisch); S.36 YakobchukOlena@istockphoto.com (Blutabnahme); .39 pinkomelet@istockphoto.com (Fischölkapseln); S.40 AlexRaths@istockphoto.com (Lebensmittel); S.41 marilyna@istockphoto.com (vegan); S.43 remi-yuan@unsplash.com (Mandeln im Glas); S.45 rawpixel@unsplash.com (Nahaufnahme Orange), S.47 keiligh-ewan@unsplash.com (Orangen); S.48 @istockphoto.com (Zitrusfrüchte); S.49 SStajic@istockphoto.com (Getreide und Co); S.50 Elenathewise@istockphoto.com (Leinsamen); S.52 Barbara Cerovsek@istockphoto.com (Steinpilze); S.53 Sergey Sidorov@istockphoto.com (Sonnenlicht); S.55 champlifezy@gmail.com@istockphoto.com (Wecker); S.59 pintando-la-luz@unsplash.com (Petersilie); S.61 boggy22@istockphoto.com (Markt, Paprika); S.62 stevanovicigor@istockphoto.com (Acker, junge Pflanzen); S.65 michal-janek@unsplash.com (Gerste); S.66 Tevarak@istockphoto.com (Zigarette); S.67 Ridofranz@istockphoto.com (Anstoßen mit Rotwein); S.68 gustavofrazao@istockphoto.com (Stress); S.71 Electrography@istockphoto.com (Tofu); S.72 bruna-branco@unsplash.com (Zitrusfrüchte); S.74 james-eades@unsplash.com (Meer); S.76 AlexRaths@istockphoto.com (Meeresfrüchte); S.77 nur-afni-setiyaningrum@unsplash.com (Avocado); S.78 egal@istockphoto.com (Getreide); S.79 ronstik@istockphoto.com (Arztgespräch); S.80 guilherme-stecanella@unsplash.com (Sonnenblume)